1分!

背骨ねじりダイエット

美くびれ・美脚・ぺたんこお腹が手に入る!

大庭史榔
SHIRO OBA
赤坂整体院院長

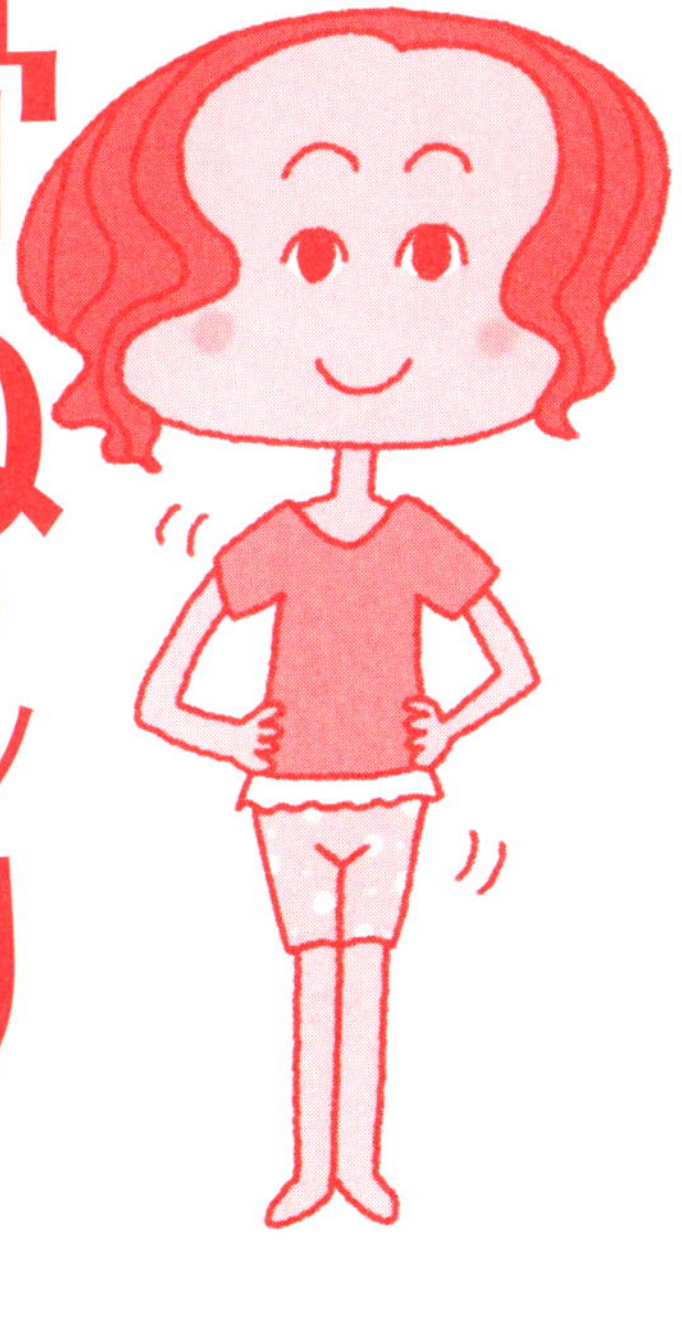

幻冬舎

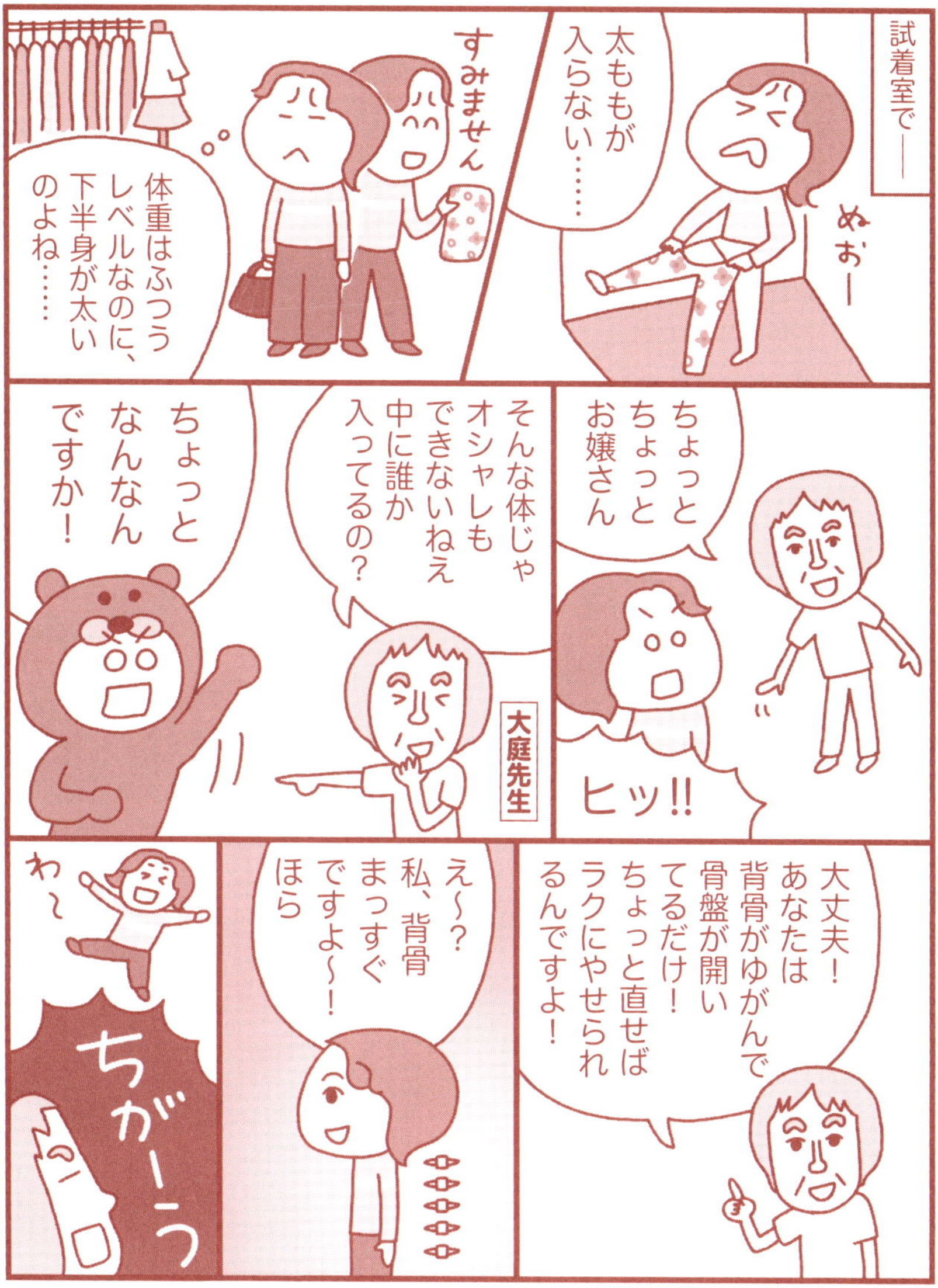

試着室で――
ぬおーー
太ももが入らない……
すみません
体重はふつうレベルなのに、下半身が太いのよね……
ちょっとちょっとお嬢さん
ヒッ!!
そんな体じゃオシャレもできないねえ中に誰か入ってるの？
大庭先生
ちょっとなんなんですか！
大丈夫！あなたは背骨がゆがんで骨盤が開いてるだけ！ちょっと直せばラクにやせられるんですよ！
え〜？私、背骨まっすぐですよ〜！ほら
わ〜
ちがーう

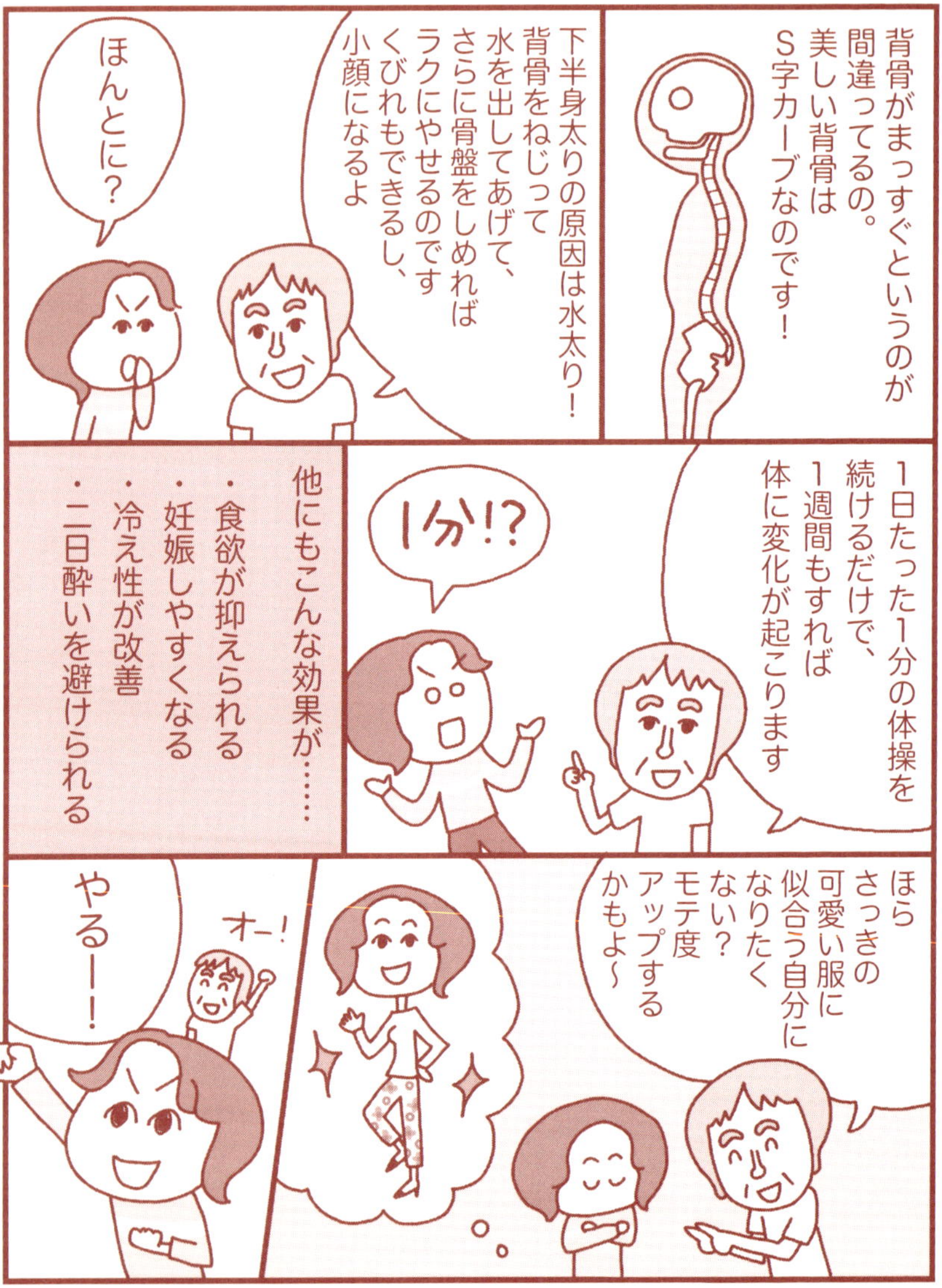
背骨がまっすぐというのが間違ってるの。美しい背骨はS字カーブなのです！
下半身太りの原因は水太り！背骨をねじって水を出してあげて、さらに骨盤をしめればラクにやせるのですくびれもできるし、小顔になるよ
ほんとに？
1日たった1分の体操を続けるだけで、1週間もすれば体に変化が起こります
1分!?
他にもこんな効果が……
・食欲が抑えられる
・妊娠しやすくなる
・冷え性が改善
・二日酔いを避けられる
ほらさっきの可愛い服に似合う自分になりたくない？モテ度アップするかもよ～
やるー！
オー！

1日1分、気持ちよ〜く
ひざを曲げ伸ばし、
背骨をねじるだけ！

痛くもツラくもないのに
くびれた美腹と
スラッと美脚が
手に入る！

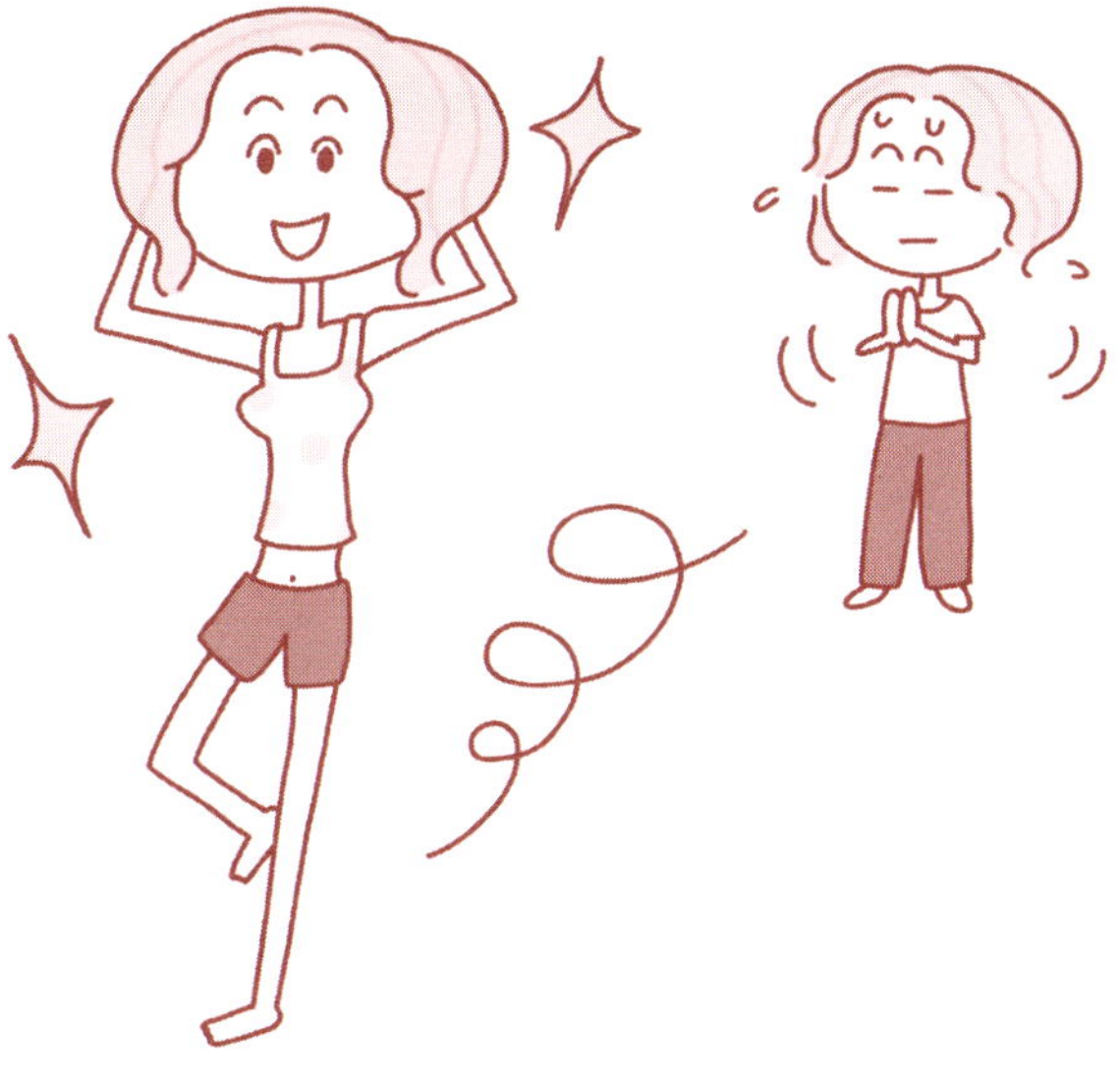

はじめに

最近は、若い人でもお腹《なか》がぽっこり出ていたり、O脚だったり、太ももだけ妙に張り出している人が増えていて、女性らしい色っぽさのない体形の方を多く見かけます。

その原因は、どすんと座るなど骨盤がゆがみやすい生活をしていることと、下半身のむくみをそのままにしていること。ハードなダイエットをしなくても、ちょっと簡単な体操をすればきれいな体形に修正できるのに、本当にもったいない！　と私はいつも思っていました。

そこで、たくさんの女性に健康的で美しいスタイルを取り戻してもらうため、この本で、私が考案した最新で最強の体操「1分！　背骨ねじりダイエット」を紹介することにします。

私はこれまでも、「1分骨盤ダイエット」「朝2分ダイエット」「朝20

秒だけダイエット」といった体操を本で紹介し、140万人以上の方の体を変えてきました。

骨盤を簡単にしめることができ、すぐに結果が出るものばかりだったので、おかげさまでたちまち評判となりました。

本書では今まで以上に簡単な骨盤エクササイズをお教えするとともに、背骨をねじることで体のむくみを劇的にスッキリさせる、驚きのエクササイズを紹介します。

はじめて私の体操を行う人はもちろん、これまでの本で実践されてきた方も、「1分！　背骨ねじりダイエット」で、よりキレイな体を目指してください。

このエクササイズは、骨盤のゆがみと下半身のむくみをとることで、美脚&お腹やせを実現できるようにしています。むくみがとれるだけでも、体重は2～3キロダウンします。

さらに116ページでご紹介する月経前後のためのエクササイズを組み合わせれば、月経時の食べ過ぎを防ぎ、月経太りを避けることもできるでしょう。

1日たった1分の体操を続けるだけで、1週間もすればあなたの体にびっくりするような変化が起こるはずです。なりたい体を思い描いて、ぜひ、今すぐ始めてみてください。

大庭史榔

1分！背骨ねじりダイエット 目次

1章 準備編

下半身太りはなぜ起こる？

2章 実践編

1分! 背骨ねじりダイエットをやってみよう

3章 応用編

下半身のお悩み別エクササイズ

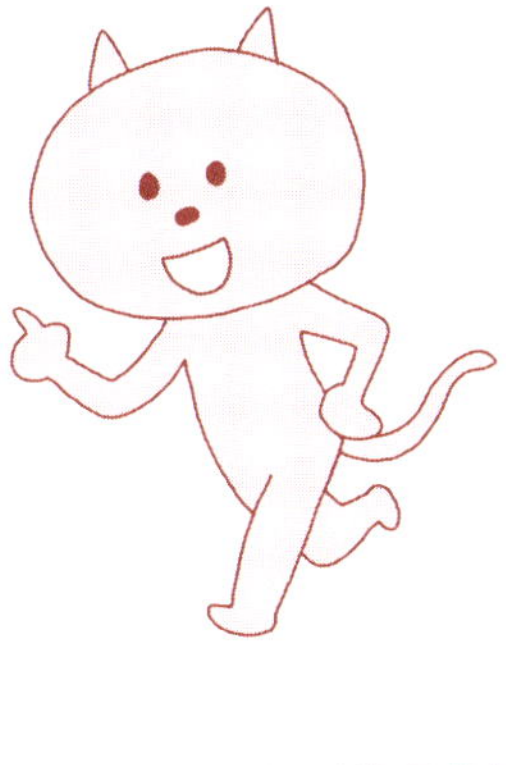

4章 番外編

不調に効くちょこっとエクササイズ

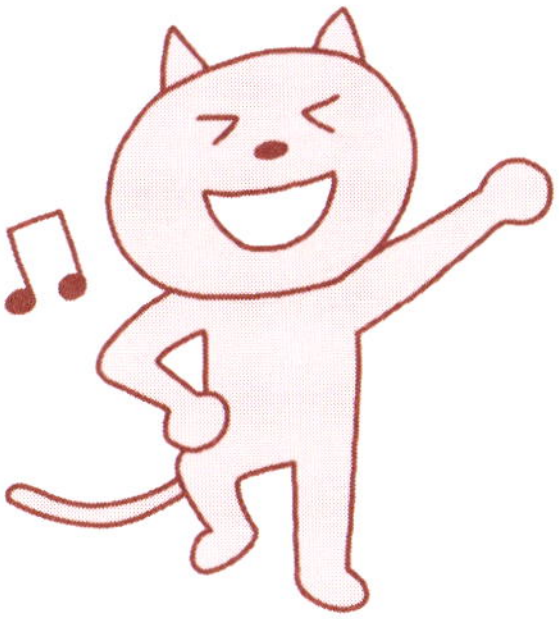

本書の使い方

◎とにかく急いでやせたい！

➡74ページへ

◎下半身太りの治し方をよーく知りたい！

➡15ページへ

◎「1分！ 背骨ねじりダイエット」って
どんないいことがあるの？

➡48ページへ

◎O脚、がに股、ぽっこりお腹……。
悩み別の解消法が知りたい！

➡87ページへ

◎いろんなエクササイズが試してみたい！

➡115ページへ

1章
準備編

下半身太りはなぜ起こる?

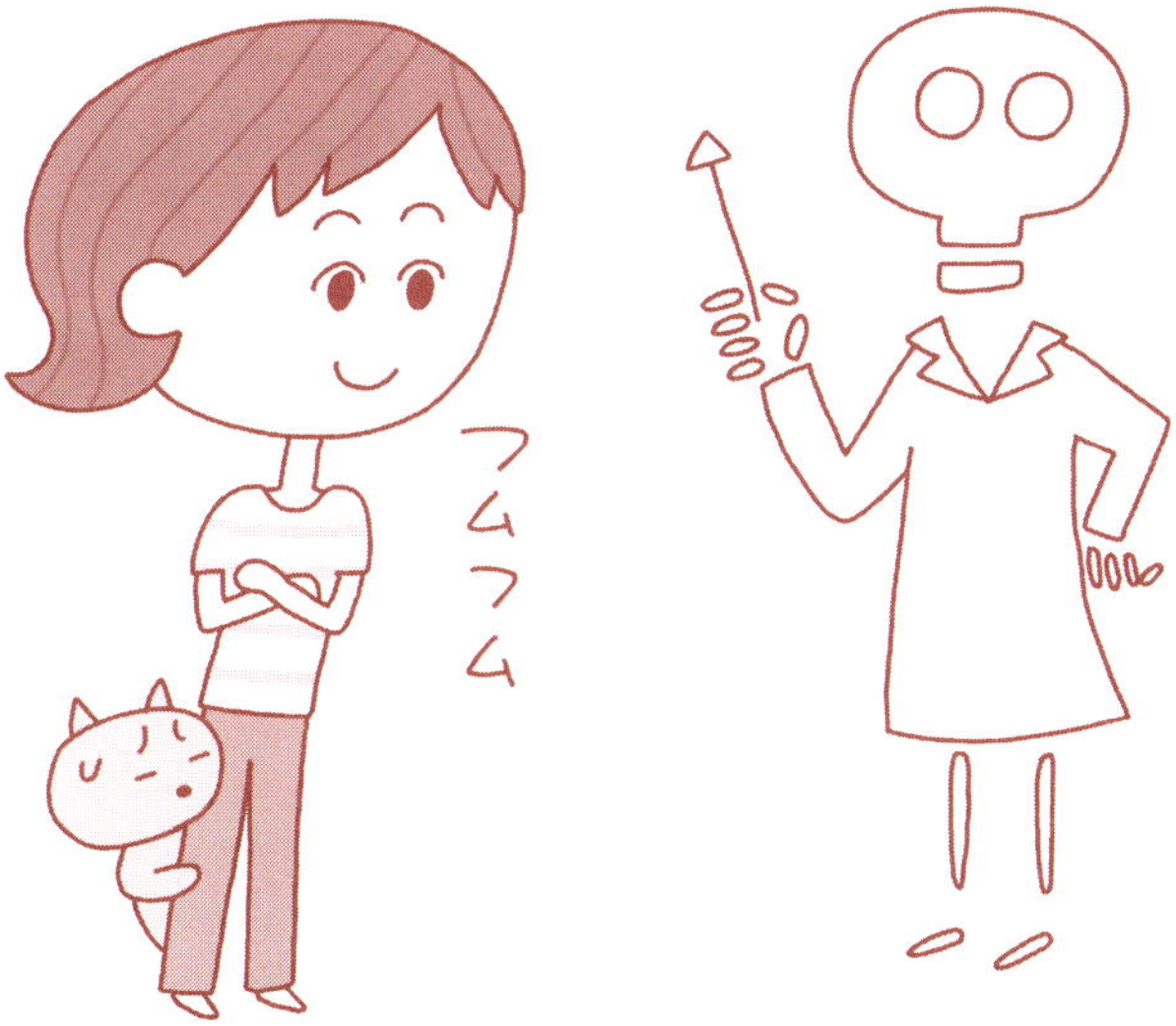

現代女性はやせているのにスタイルが悪い

町を歩いていると、とくに若い女性は、太っている人よりもやせている人のほうが多いように思います。みなさん、ふだんからダイエットに励んで、なるべく太らないように気をつけているのでしょう。

しかし、やせている＝スタイルがいい、ではありません。

私の赤坂整体院にいらっしゃる患者さんを見ていても、体重は標準以下なのに、下半身が太い、お尻の幅が広い、O脚が目立つ……といったちょっぴり残念なスタイルの女性が増えているのです。

「はじめに」でも触れましたが、これには骨盤のゆがみと体のむくみが関係しています。

まずは、骨盤のゆがみと下半身太りの関係について、お話ししましょう。

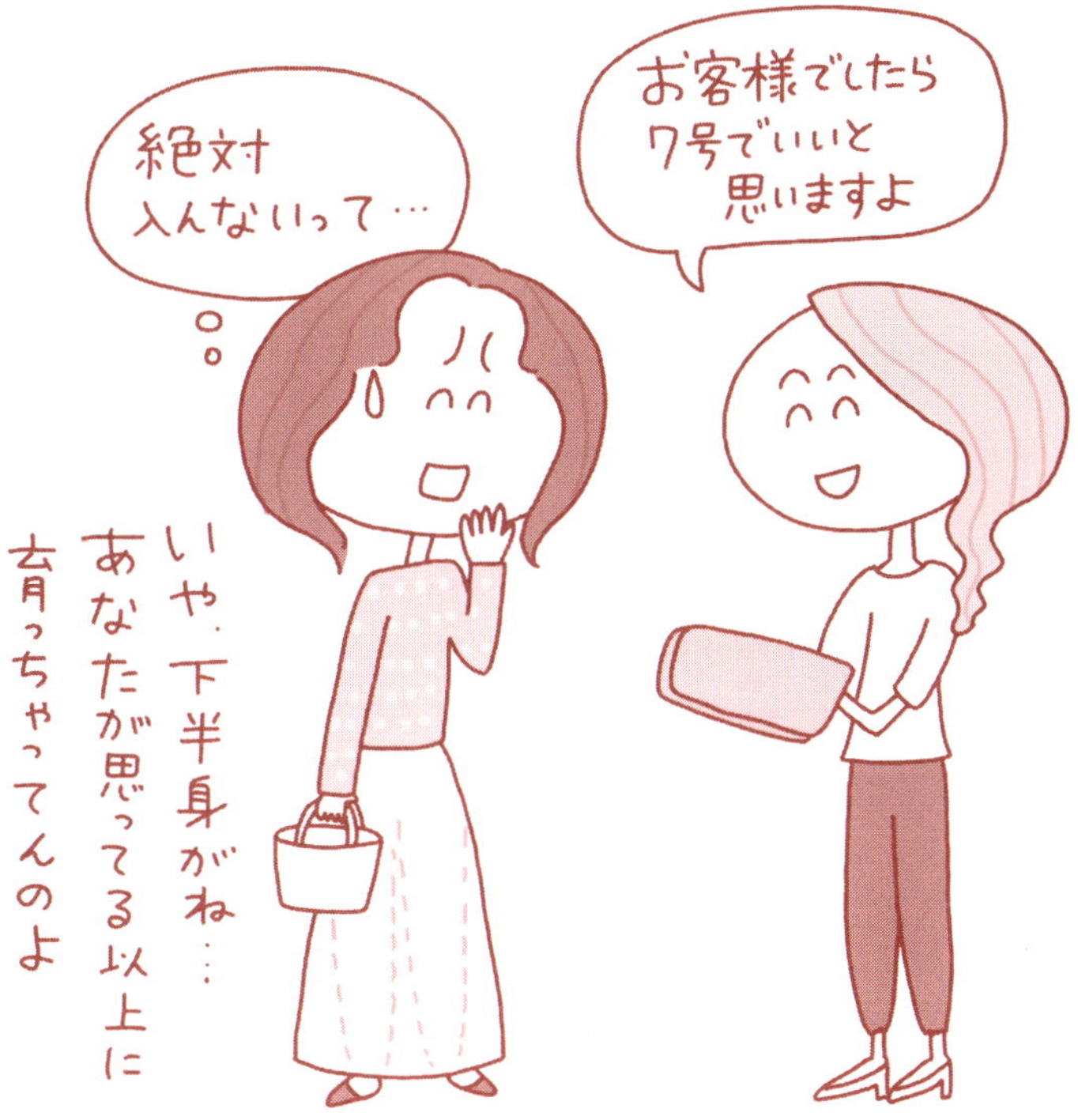
お客様でしたら
7号でいいと
思いますよ
絶対
入んないって…
いや、下半身がね…
あなたが思ってる以上に
育っちゃってんのよ

骨盤のゆがみが体のラインを崩す

骨盤は、人の行動すべての中心になっています。全身の関節は骨盤と密接に関係していて、足をくじいても骨盤がゆがみます。

逆に骨盤が開くことで、手首にある2本の骨が開いてガクガクになることもあります。

骨盤は、全身の関節の中心になっているのです。ところが骨盤は、ふだんの姿勢や生活習慣で簡単にゆがんでしまいます。

そのゆがみによって体形が崩れることはもちろん、内臓や神経も圧迫することに。

その結果、便秘、月経痛、腰痛、肩こり、血行不良、疲れ……といった体の不調につながるのです。

現代では、パソコン、ゲーム、ケータイなどが普及し、姿勢が悪い人が増えました。

また、今は昔のように畳の生活ではなくなり、正座をする機会が少なくなったため、日本人も足が長くなっています。

一方で、椅子に座ったときの姿勢が悪いため、骨盤がゆがんでいる人が増えているのです。

せっかく足が長くなったのに、ゆがみによってお尻の幅が広くなったり、O脚になったりするのは、もったいないことだと思いませんか。

骨盤をゆがませるNG習慣

このような姿勢は骨盤がゆがみ、太りやすい体になってしまいます。ひとつでも心当たりがある人は要注意！

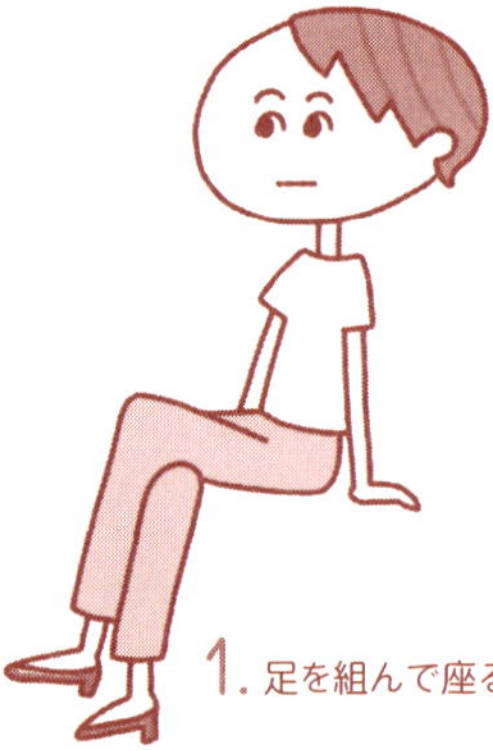

1. 足を組んで座る

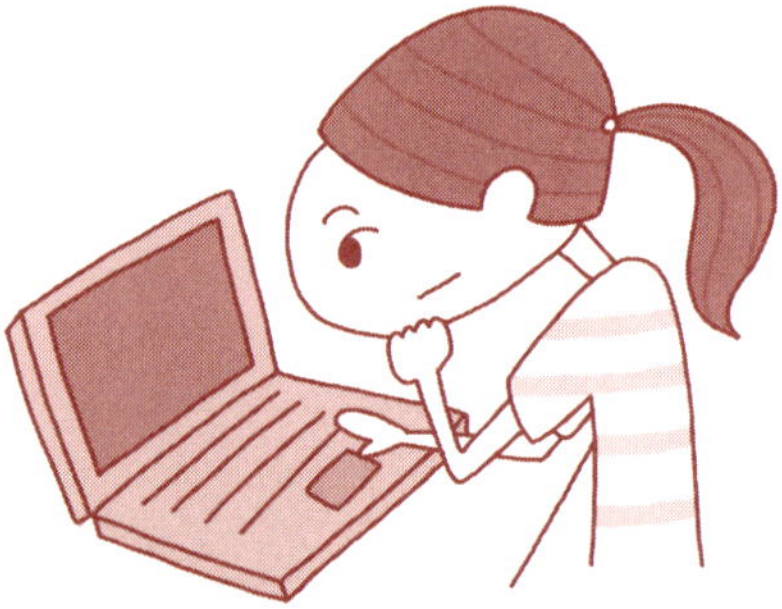

2. 前かがみでパソコンを見る

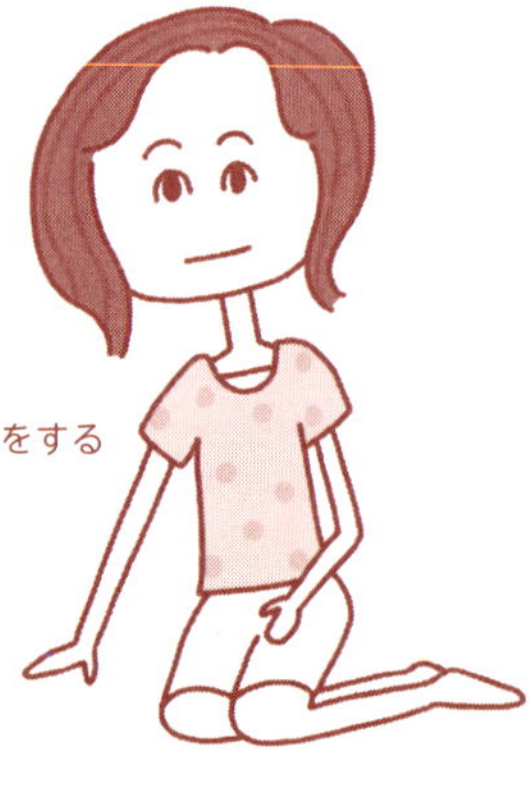

3. 横座りをする

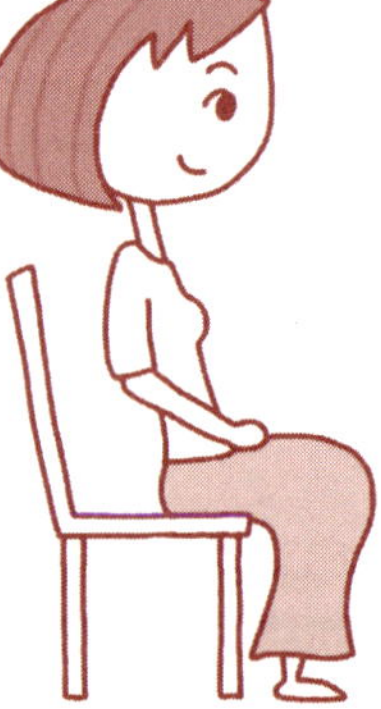

4. 椅子に浅く腰掛ける

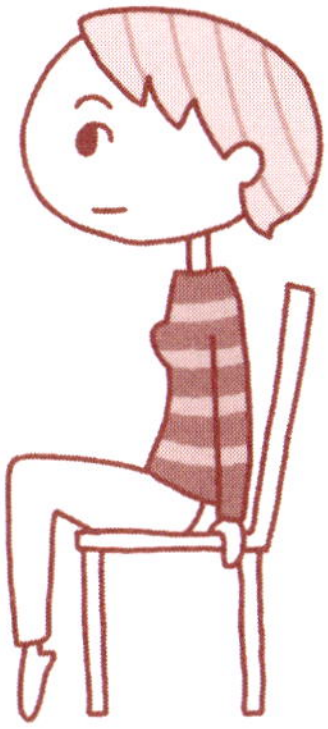

5.つま先を立てて座る

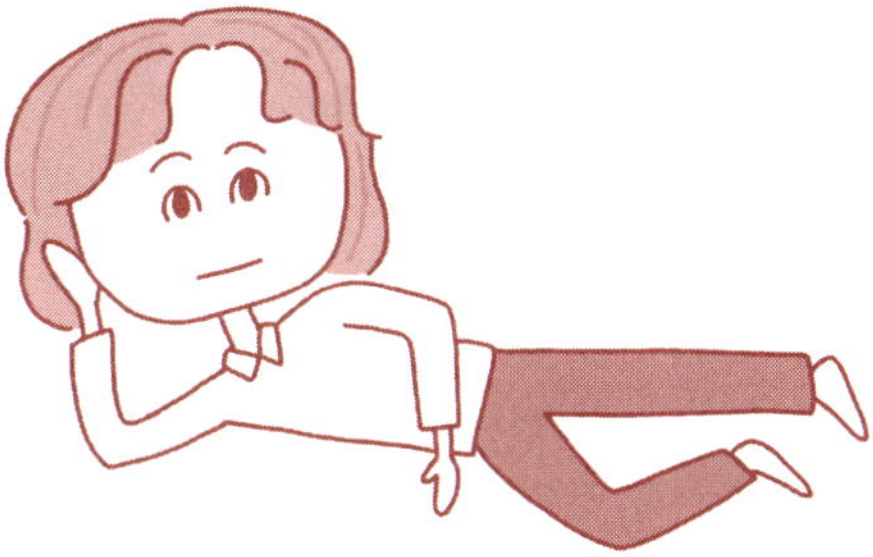

6.片ひじを立てて寝転ぶ

7.左右どちらかに重心をかけて立つ

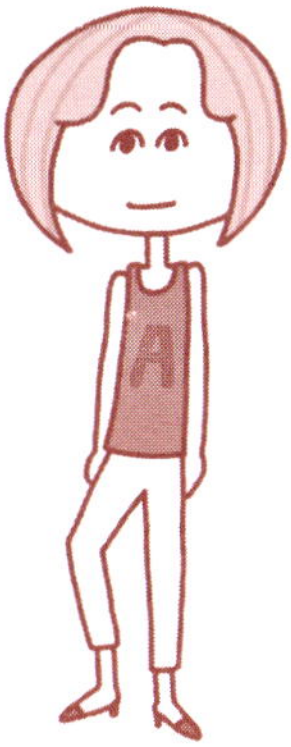

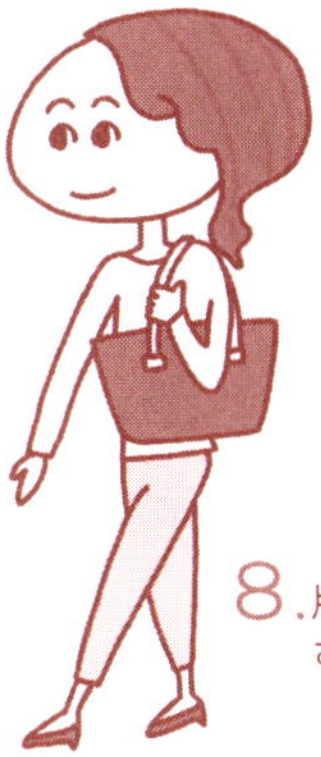

8.片側に重いバッグをさげて歩く

女性の骨盤は開いてゆがみやすい

骨盤は日中、閉じ気味の状態が理想で、開き過ぎるとゆがみやすくなります。

骨盤が開くと、股《こ》関節《かんせつ》や大腿骨《だいたいこつ》が外側を向いてしまいます。その結果、太ももが張り出し、お尻が横に広がってしまいます。

さらに、歩くときに外側に力が入るため、足の筋肉がバランスよく使われなくなります。そして、足の外側に筋肉や脂肪がつき、足が太くなるのです。

そうやって足の外側に筋肉や脂肪がつくと、内ももに力が入らず、O脚の原因にもなります。つまり、骨盤が開いた状態だと、ほっそりとしたまっすぐな美脚とは程遠くなってしまうのです。

このだらりとしたスタイルから脱出するためには、開いた骨盤をしめることがポイントです。

女性は月経や出産に対応するよう、骨盤が柔軟にできているため、男性よりも骨盤が開きやすくなっています。「食事制限をしても、運動をしてもやせられない」という人は、骨盤が開いて、体がゆがみ、太りやすくなっているケースがほとんどです。

閉じた骨盤

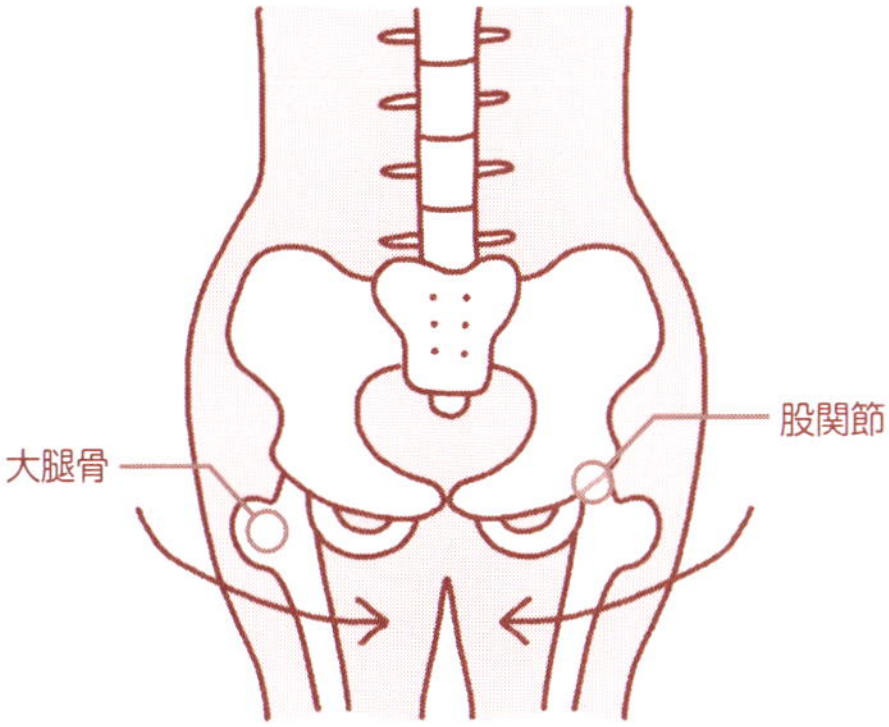

開いた骨盤

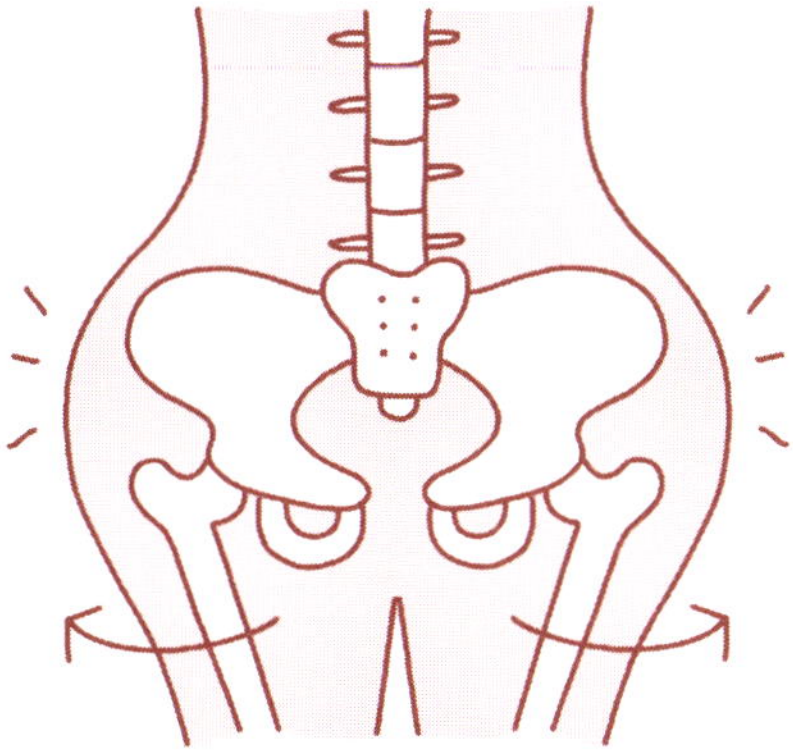

（こんな人は骨盤が開いている！）

ひとつでも当てはまる人は、骨盤が開いていて、ゆがみがある可能性が高いです。

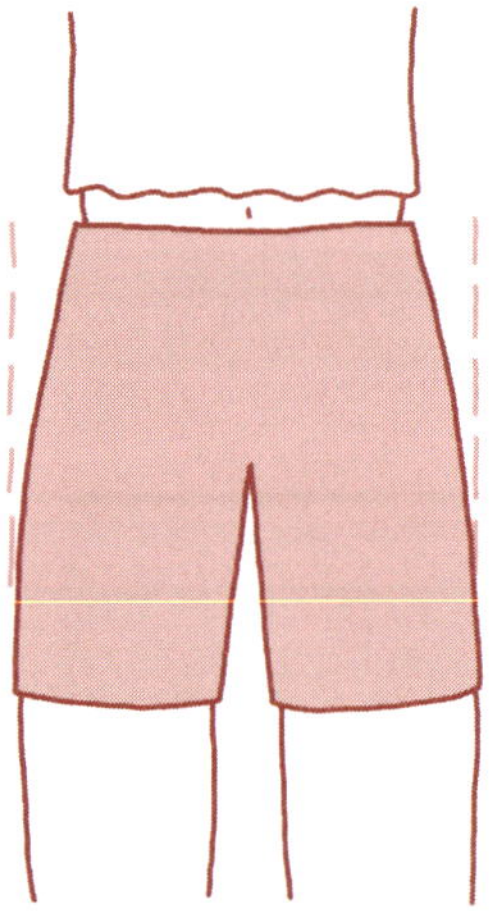

□ ヒップより太もものほうが、張り出している

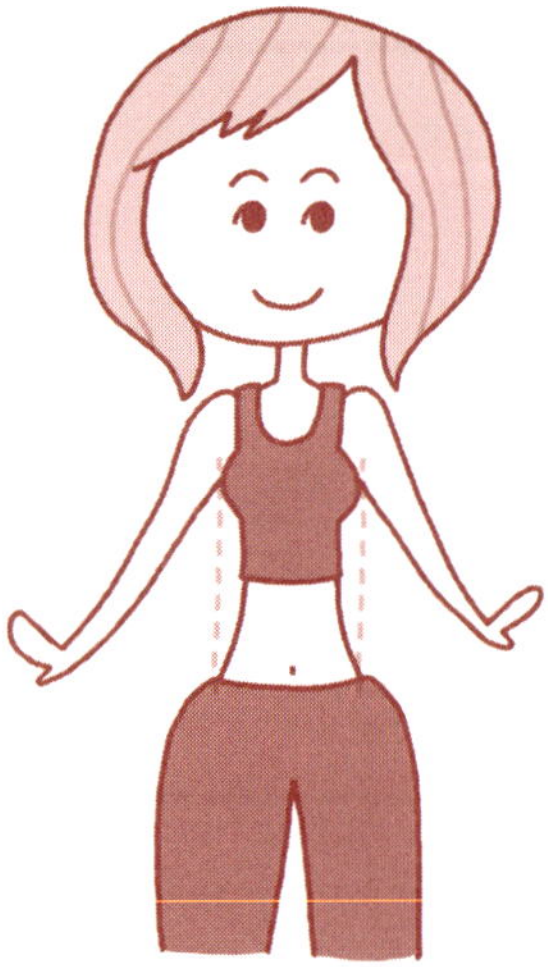

□ バストサイズよりヒップサイズのほうが大きい

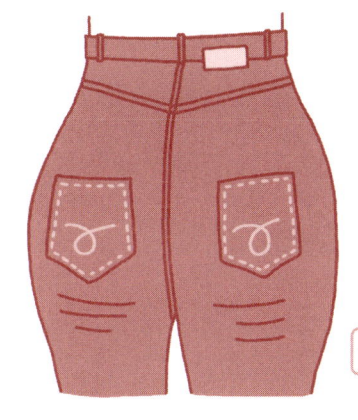

☐ お尻が横に大きくて、たれている

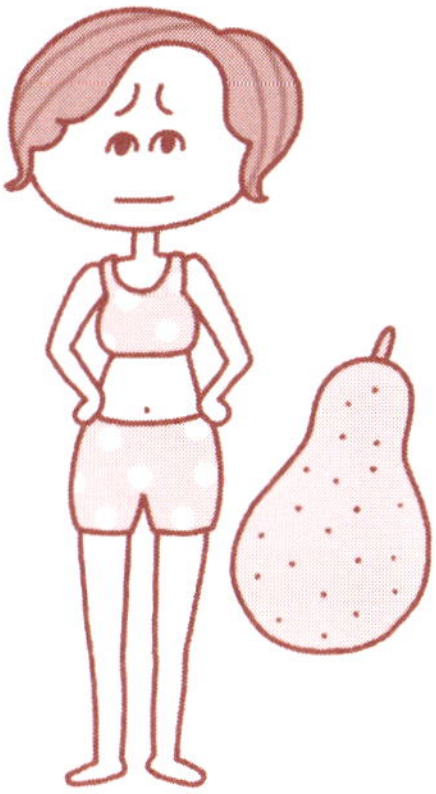

☐ 下半身太り

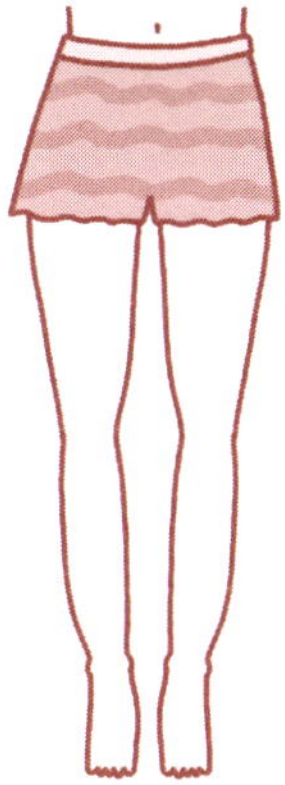

☐ O脚である

背骨のゆがみはダイエットの大敵

骨盤のゆがみと同様に、背骨のゆがみも美しいスタイルづくりには見逃せないポイントです。

正しい姿勢というと、「背骨がまっすぐ伸びていること」と思っている人も多いでしょう。

でもそれは間違っています。「背筋を伸ばす」ことは大事ですが、「背骨がまっすぐ」ではよくないのです。

正しい背骨はS字カーブを描いていて、頸椎《けいつい》（首のあたりの骨）や腰椎（腰のあたりの骨）の部分はゆるやかに湾曲しています。これはゆがみではありません。背骨がS字で、腰はぐっと反っていて、骨盤がやや前に傾いているのが正しい姿勢なのです。

じつは背骨は湾曲することで足からのショックを吸収し、衝撃が脳へ

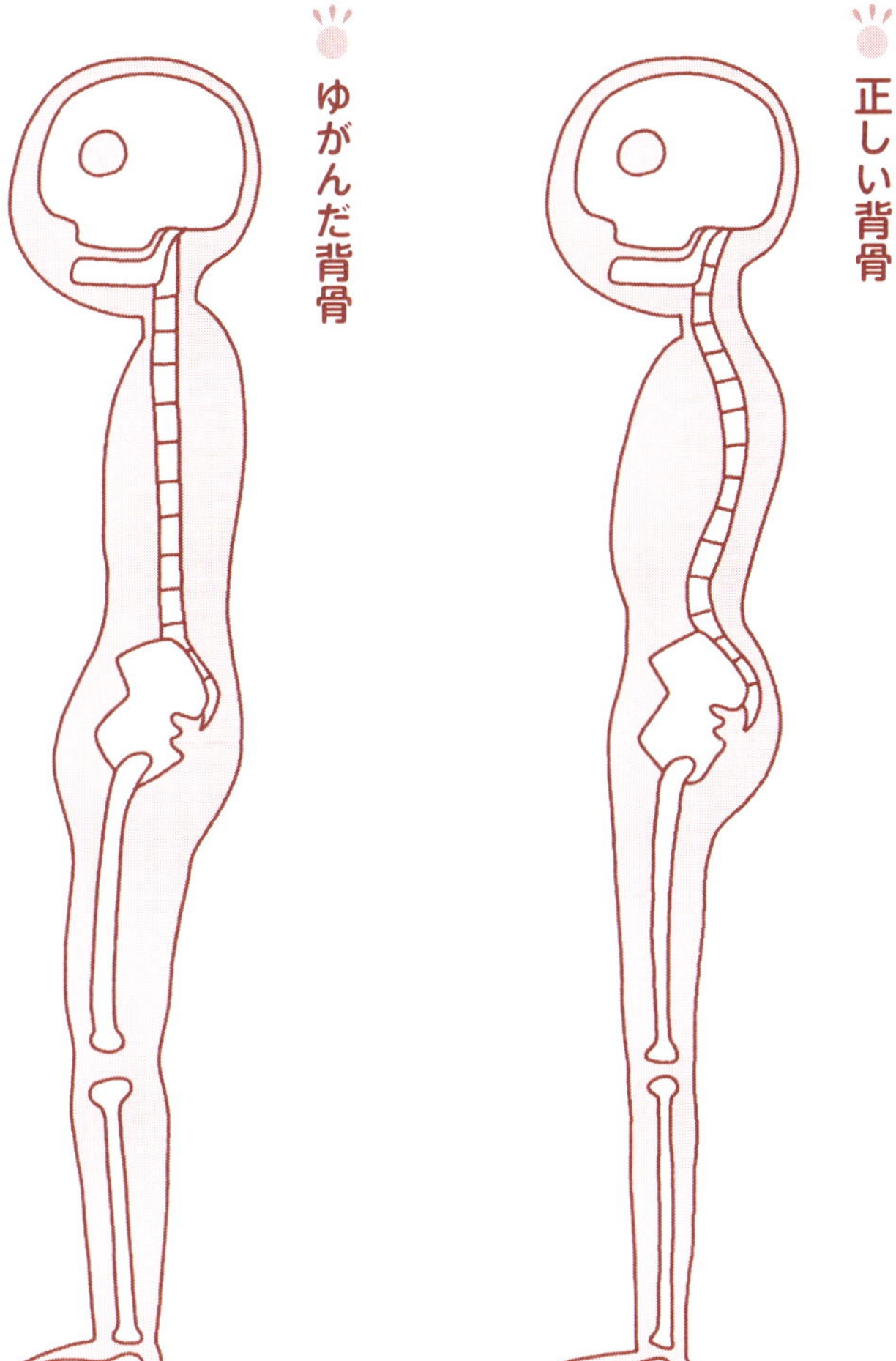
ゆがんだ背骨
正しい背骨

行かないようにしてくれています。

S字カーブが崩れて背骨がまっすぐになると、衝撃を受けやすくなり、首や肩、腰の痛みにつながります。猫背やストレートネック、側弯症《そくわんしょう》も、背骨の湾曲が崩れた状態と言えるでしょう。

まっすぐな背骨は骨盤にも影響を与えます。背骨が湾曲を失って衝撃を受けやすくなると、骨盤に無理な力がかかって、前後左右に体が揺れやすくなり、ゆがみが生じるのです。

逆に、骨盤のゆがみから背骨の湾曲が失われる場合もあります。骨盤がゆがんで後ろに傾いていると、猫背になったり、背骨がまっすぐになってしまうのです。

このように、骨盤と背骨は密接に関係しているので、キレイな体のラインをつくるために必ず整えなければならない場所です。骨盤のゆがみをなくして、正しい姿勢を意識することが、太りにくい体になるためには大切なのです。

最近は、太っていないのに下腹だけ出ている若い女性の患者さんも少なくありません。猫背や、S字カーブが崩れたまっすぐな背骨などは、じつは下腹ぽっこりの原因になります。背骨がゆがむことで骨盤が開き、内臓が正しい位置からずれ、下がってしまうからです。

さらに、背骨がゆがむとお腹に力が入らなくなり、腹筋が弱くなって脂肪がついてしまいます。尾骨も下がって、お尻もたれ下がるため、全体としてしまりのない体形になってしまうのです。

それだけではありません。背骨がゆがむと、正しい歩き方ができなくなります。正しい歩き方とは、ひざの裏の屈筋を伸ばして歩くこと。この歩き方なら骨盤がしまりやすくなるのですが、背骨がゆがんでいると、骨盤が前に傾きづらくなり、だらしない歩き方になってしまうのです。

このように、背骨のゆがみは太りやすい体になる悪循環を招く、ダイエットの大敵なのです。

ひざが痛むのは骨盤が原因!?

とくに激しい運動をしたわけでもないのに、ひざが痛むということはありませんか?

足の骨と骨盤はつながっているので、骨盤がゆがんだまま歩くことで、ひざに負担がかかっている可能性があります。ひざ自体が悪いのではなく、骨盤のゆがみがひざの痛みの原因であることが多いのです。

また、右ひざの内側が痛む人は代謝が悪く、左ひざの内側が痛む人は月経痛があることが多いはずです。じつは、第3腰椎(背骨の腰の部分)がねじれると、骨盤が傾き、大腿骨がねじれ、ひざの内側に痛みが生じます。右にねじれると消化器に、左にねじれると生殖器に影響するのです。

さらに、O脚の人は、体重が足の外側にかかってしまうためバランスが悪く、ひざに負担がかかって痛みが出やすくなります。

ひざの痛みで歩くのが億劫《おっくう》になると、ますます太ってしまうので、「1分！ 背骨ねじりダイエット」で骨盤のゆがみを治して、ひざの痛みを一日も早く解消しましょう。

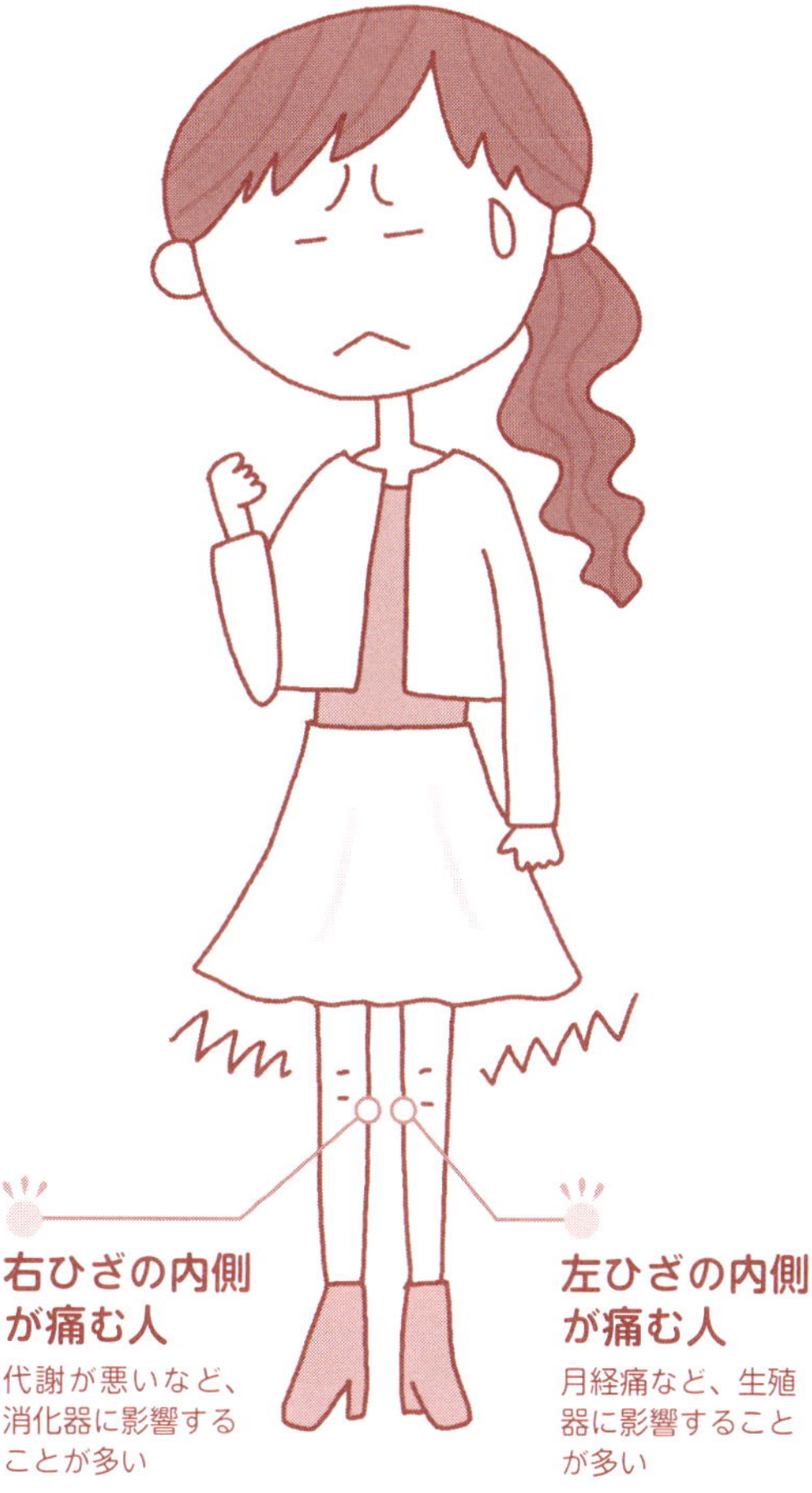
右ひざの内側が痛む人
代謝が悪いなど、消化器に影響することが多い
左ひざの内側が痛む人
月経痛など、生殖器に影響することが多い

あなたの骨盤のゆがみをチェック！

自分の骨盤がゆがんでいるかどうか、簡単にチェックできる方法があります。

まずは、鏡の前で体を横に向けてみましょう。そして、自分の恥骨結合（骨盤の前面の中央下部分）と尾骨（背骨の一番下のとがった部分）の位置をチェックしてみてください。

床と平行のまっすぐなラインの人は理想的です。骨盤だけでなく、全身が整っていると言えるでしょう。背筋にS字のラインがあり、お尻が上がって、全体的に引き締まっている、美しい女性らしい体形です。

けれど、尾骨のほうが下がっていれば、骨盤が後傾していて、骨盤が開き、ゆがんでいる状態と言えます。お尻が下がっていたり、お腹が出ていたり、足の太さが気になっていませんか？

骨盤を正面から見た図

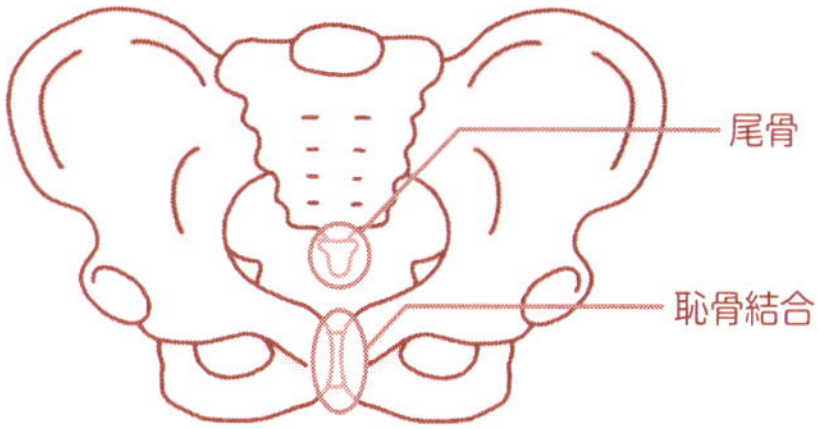

正しい図

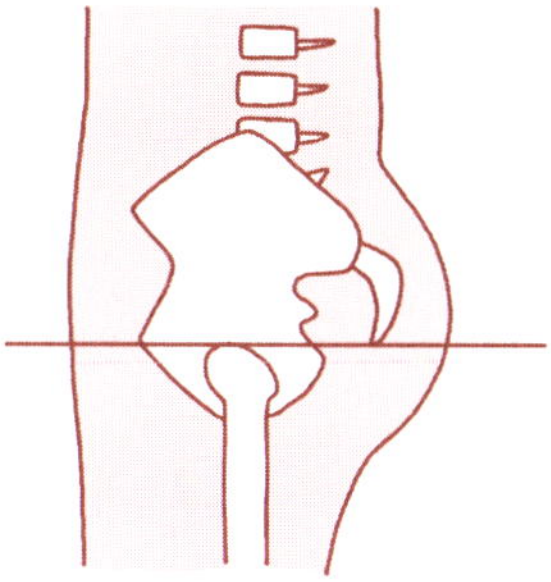

ゆがんだ図

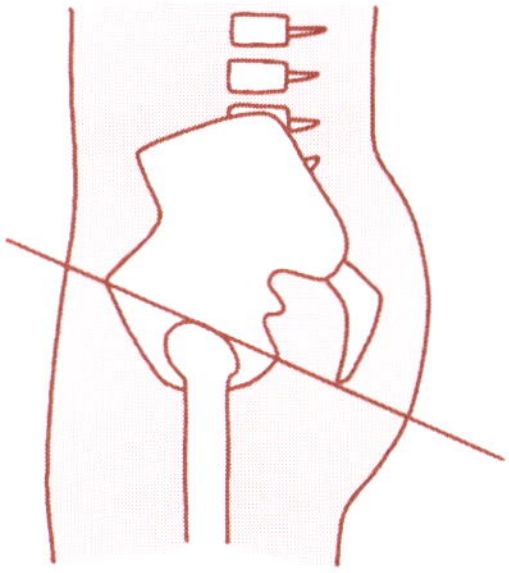

ちなみに尾骨のほうが上がっているという人は、ほとんどいません。

また、ゆがみがない人のほうが少数なので、ゆがみがあっても、心配はいりません。「1分！　背骨ねじりダイエット」を行えば、すぐにリセットできますよ。

下半身太りの大半は〝水太り〟

骨盤や背骨のゆがみのほかにもうひとつ、下半身を太らせる原因があります。

それは水分の代謝が悪いこと。

いわゆる水太りで、排泄がスムーズでなく、むくんでしまうことによって下半身が太くなるのです。

じつは、骨盤が開いてゆがむと、体を左右にねじる力が弱くなります。ねじる力が弱くなると、泌尿器系、つまり水分を排泄する機能が低下して、その結果、むくんで下半身が太くなります。

脂肪太りとはちょっと異なり、下半身だけ太くて、妙にやわらかくタプンタプンしているのが特徴です。

ぞうきんをしぼると水が出ますが、ねじる力が弱いと、ぞうきんが水を含んだままになってしまうことと同じですね。

体をねじってみて、右にねじりにくい人は、月経不順、腰痛、便秘、残尿感などの症状、左にねじりにくい人は、月経痛、下痢、腰痛などの症状が多くみられます。

ねじる力が弱いことは、太ってしまうだけでなく、体の不調にも関係しているのです。

代謝を上げて、むくみを解消し、体の不調を改善するためにも、「1分！　背骨ねじりダイエット」を習慣にしてください。むくみがとれるだけでも、体重は2～3キロダウンするはずです。

理想の下半身をイメージしよう!

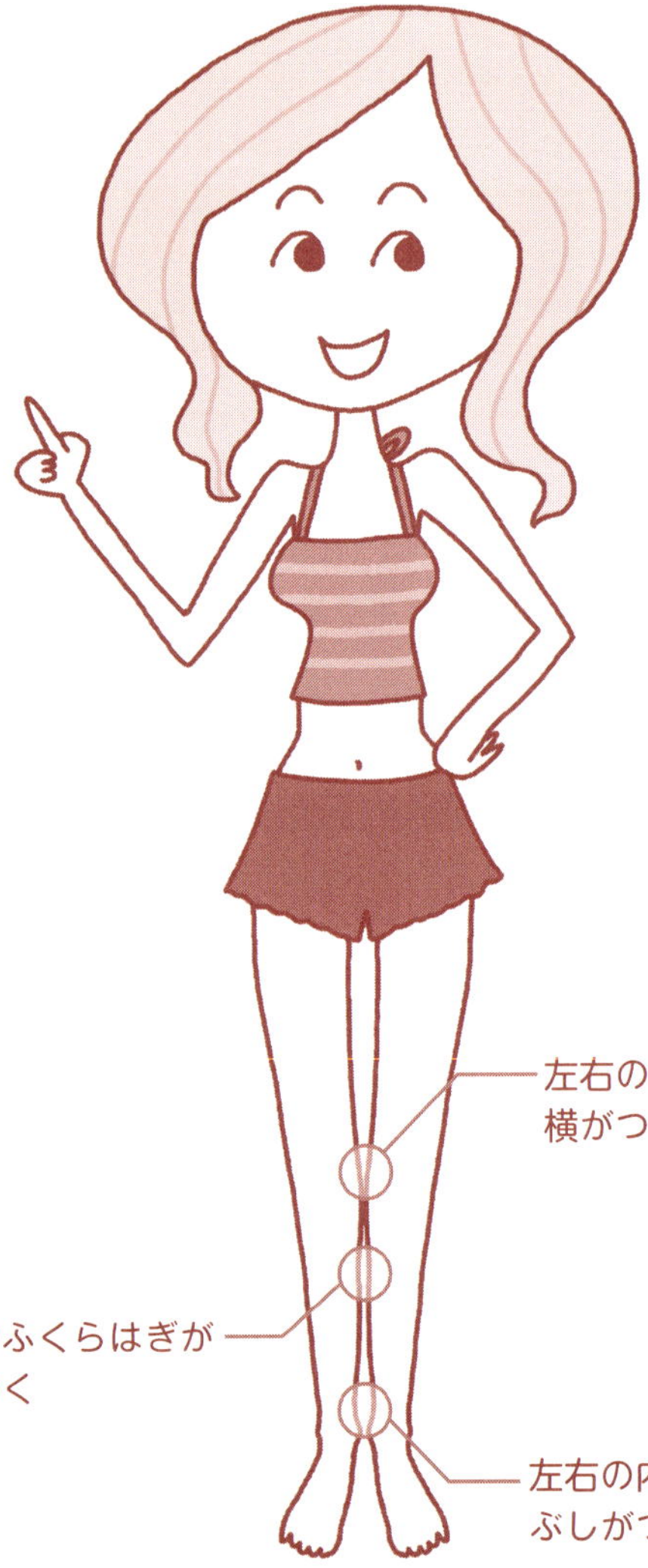
左右のひざの
横がつく
左右のふくらはぎが
軽くつく
左右の内くる
ぶしがつく

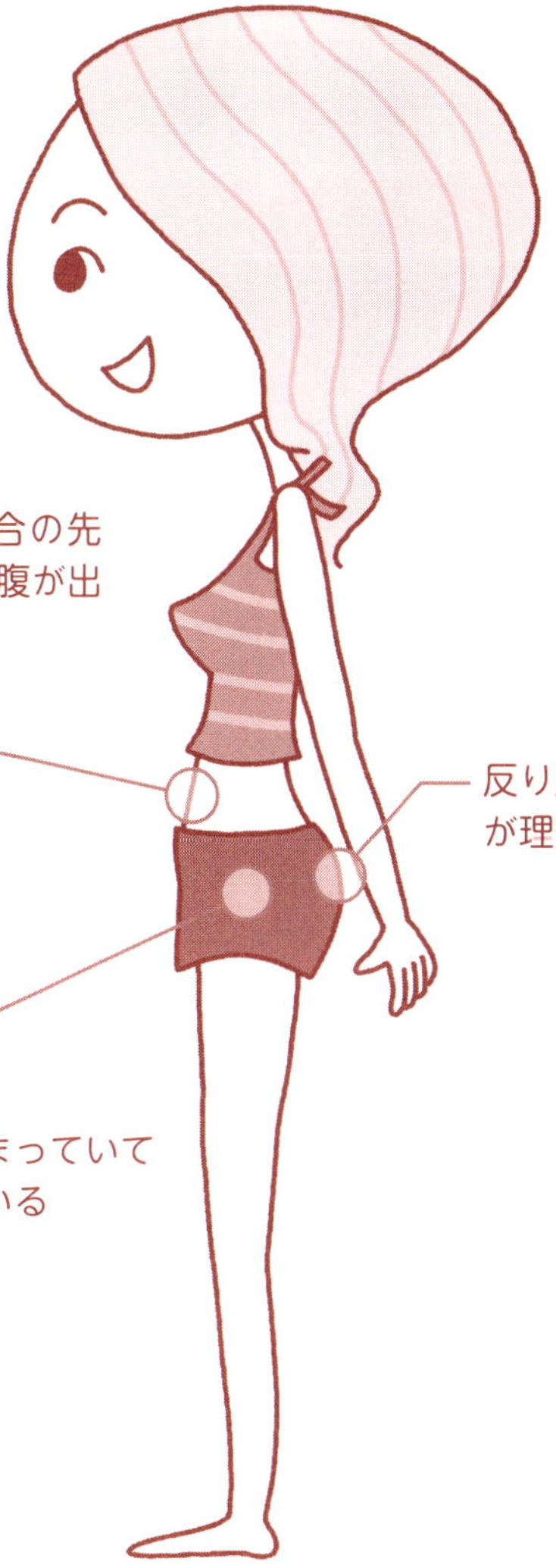
尾骨と恥骨結合の先端がそろう(お腹が出ることはない)
反り腰、出っ尻が理想
骨盤はしまっていて前傾している

コラム1 むくみには、2リットルの水&足湯を

水はちびちびと2リットル以上飲む

下半身太りの大きな原因は、むくみ、つまり水太りです。けれど、「水太りの人は、あまり水を飲まないほうがいい」と思っているなら大間違い。水太りの人は体の水分が足りないために、体が水をためて、水太りになるのです。仕事中は水分を摂《と》れない、なんていう方は要注意です。

水太りの人ほど、水をたくさん飲むようにしてください。最低でも1日2リットル以上飲みましょう。

ただし、水は一気に飲むのではなく、ちびちびと飲むこと。一気に飲むと、尿としてすぐに排出されてしまいます。

また、睡眠中は水分が失われやすく、血液がドロドロになるので、寝る前にも水を飲むようにしましょう。

朝の6分間足湯

むくみがひどい人には、朝の足湯もおすすめです。

足湯が終わった後は、むくみがとれて、足首がしまり、足が長くなっているはずです。そして、その日は一日中、足はむくまないでしょう。

むくみ解消には、サウナや入浴ももちろんおすすめです。

高温のサウナは、疲労物質を早く排出するので肉体労働などによる筋肉疲労の人に適しています。ただし、デスクワークなどによる神経疲労の人には適しているとは言えません。

一方、入浴はリラクゼーション効果があり、神経の疲れを癒してくれます。しかしぬるめの湯に浸《つ》かる入浴は、むくみや冷えにはあまり効果が期待できないでしょう。次のページのやり方で、足湯を試してみてください。

足湯のやり方

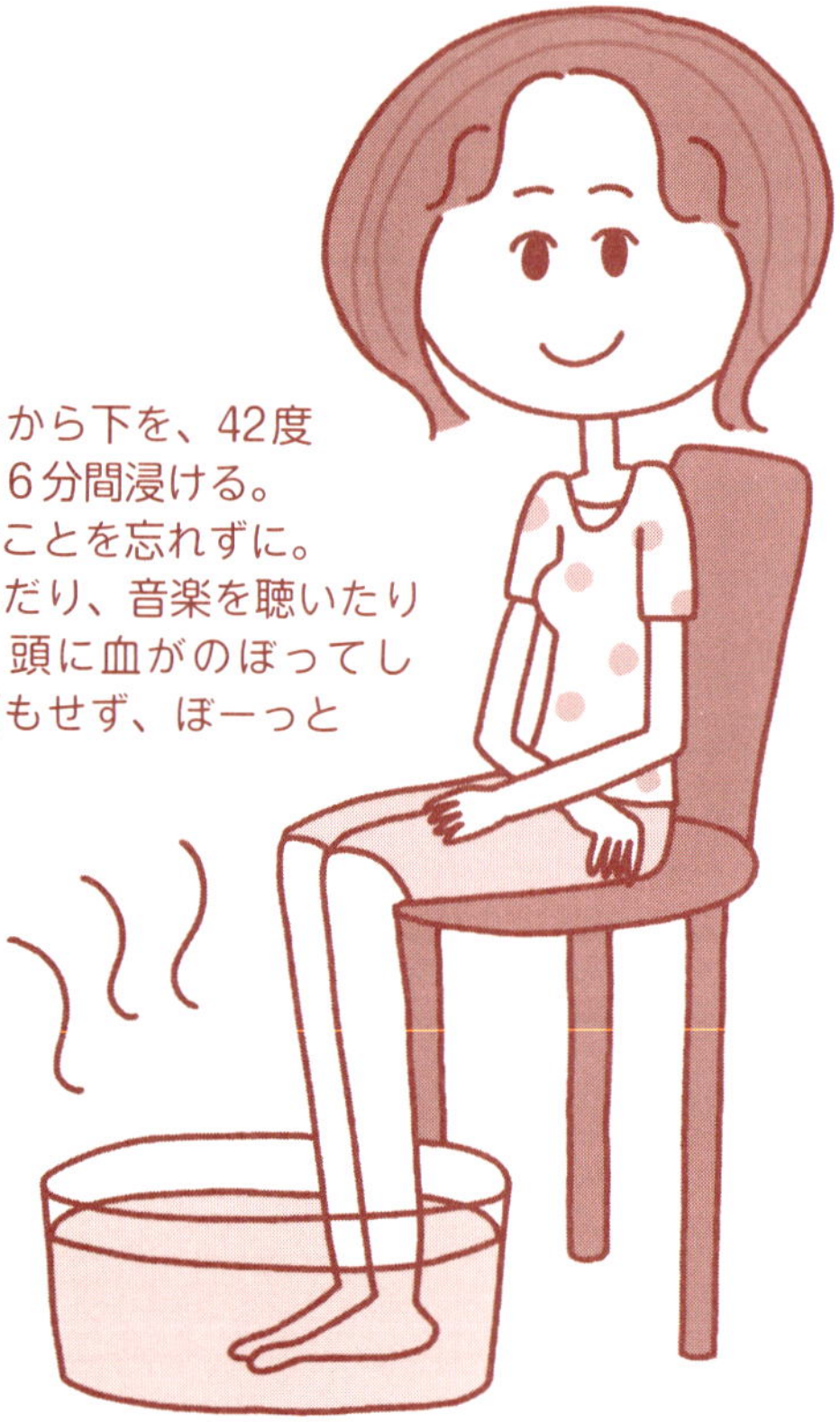

- くるぶしから下を、42度のお湯に6分間浸ける。
- 水を飲むことを忘れずに。
- 本を読んだり、音楽を聴いたりすると、頭に血がのぼってしまう。何もせず、ぼーっとする。

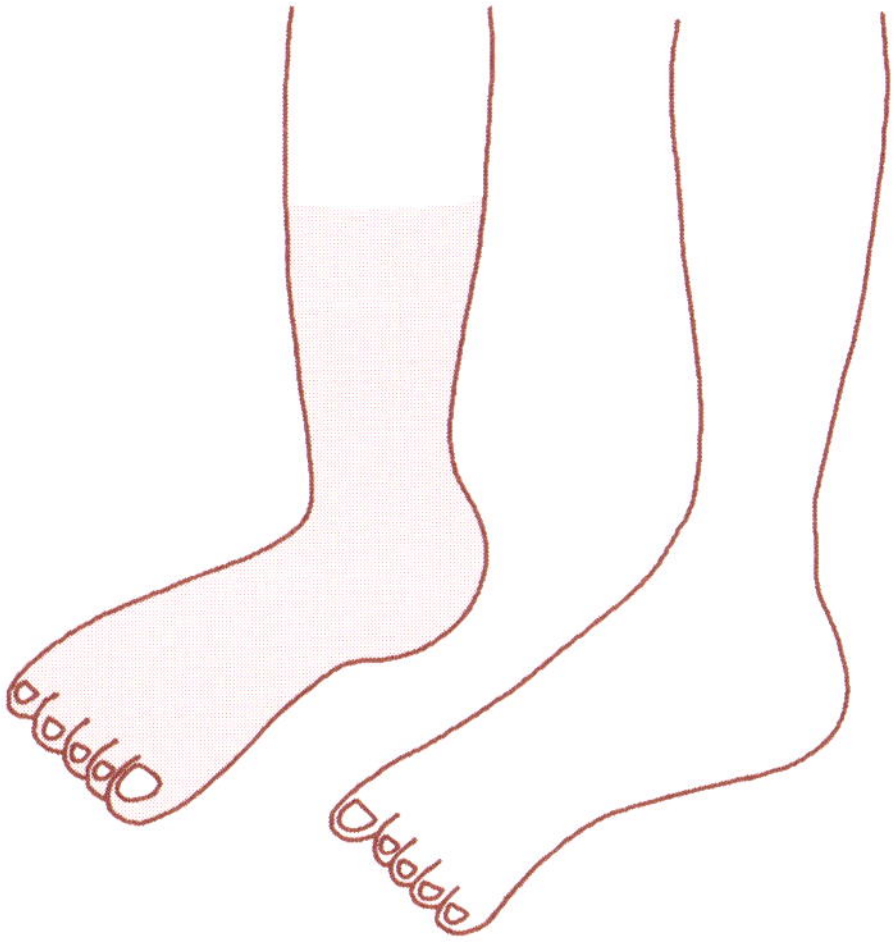

●6分たったら足を出す。
●どちらかの足が赤くなっていない場合は、その足はまだ血行がよくなっていないということ。赤くなっていない足だけさらに2分、お湯に浸ける。
●いつも重心をかけているほうの足は、働きがにぶっていて赤くなりにくい。

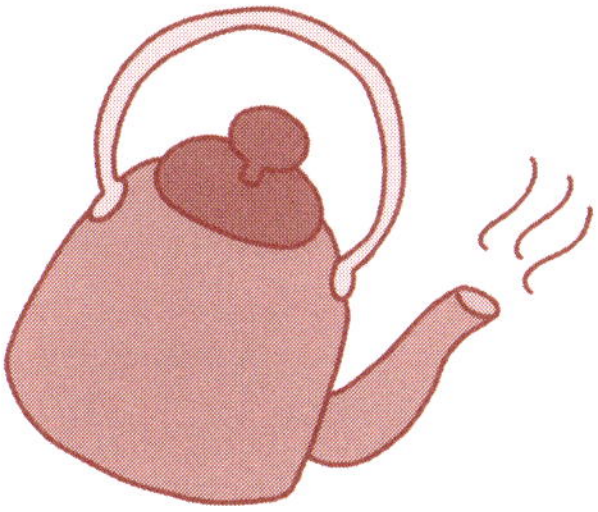

●お湯の温度が42度以下に下がると効果がなくなるので、熱い湯を近くに用意して途中で差し湯をして、42度以上を保つ。
●片方の足だけ足湯の時間を2分延長するときは、温度をさらに1～2度上げると効果的。

2章
実践編

1分！ 背骨ねじりダイエットをやってみよう

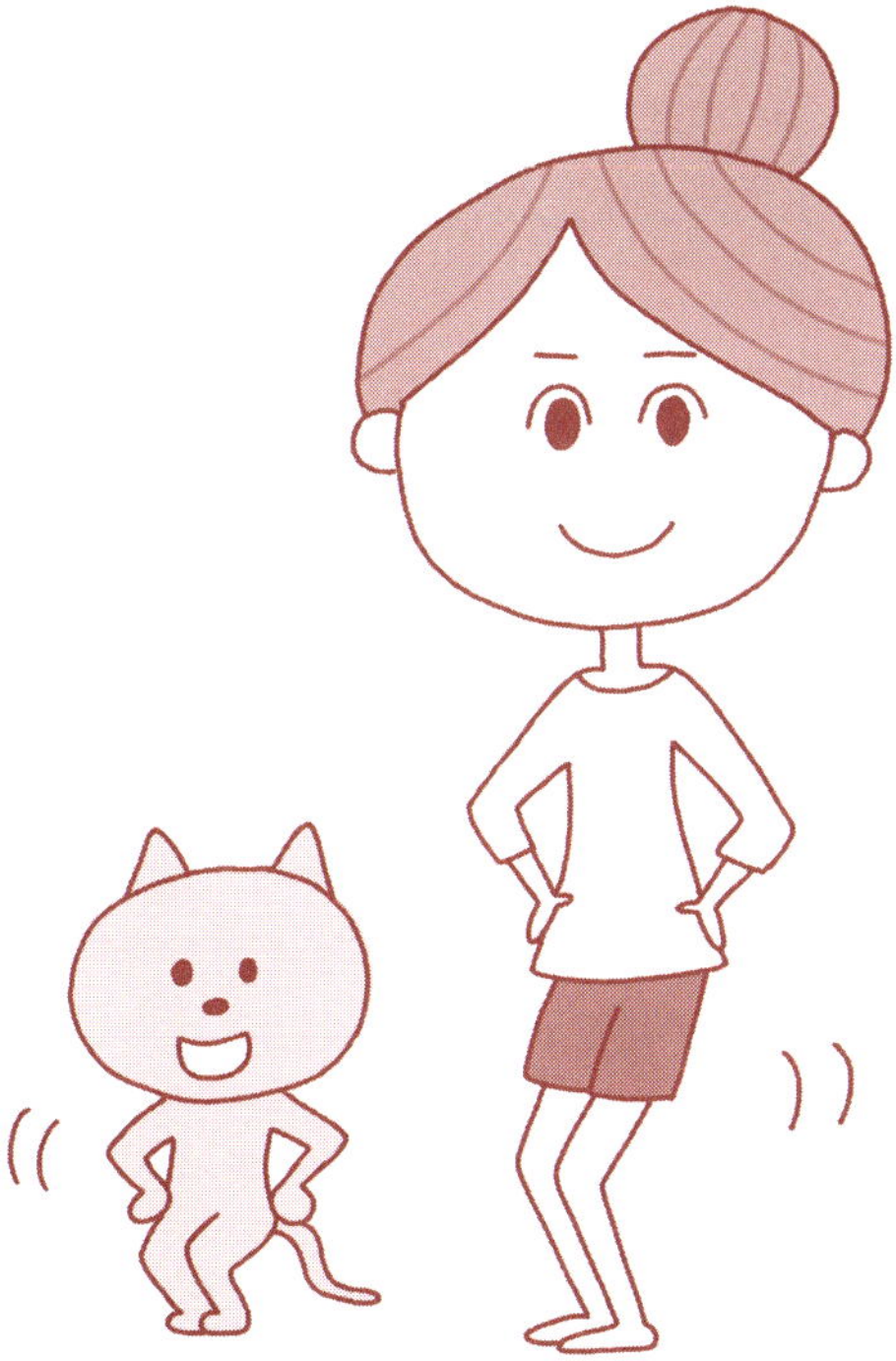

背骨ねじりダイエットはなぜやせるの？

本書でご紹介する「1分！　背骨ねじりダイエット」は、背骨をねじる「むくみ解消エクササイズ」と、骨盤をしめる「ゆがみリセットエクササイズ」をセットで行います。

この2つのエクササイズで、美しくくびれたお腹と、ほっそりとしたまっすぐな美脚がすぐに実現します。

むくみ解消エクササイズの秘密

体がむくむ原因は、水分の代謝と排泄が悪いことがほとんどです。体をひねって、代謝力と排泄力をアップすることが、むくみをとる近道なのです。

「むくみ解消エクササイズ」は、体をひねることで、代謝を司る第3腰椎を刺激し、腎臓・泌尿器系の働きを活発化して、代謝をアップします。そして、汗をかいてやせやすい体になるのです。括約筋が鍛えられ、便秘も解消するでしょう。

最近は、日常生活でねじる動きをすることが少なくなり、ねじる力が弱い人が増えています。気づいたときに、いつでもどこでも、この「むくみ解消エクササイズ」を行って、体を意識してねじるようにしましょう。

このエクササイズは、足のむくみをはじめ、顔のむくみにも効果的です。下半身太りを解消するのはもちろん、憧れの小顔も実現するはずです。

ゆがみリセットエクササイズの秘密

「ゆがみリセットエクササイズ」では、足の親指に力を入れます。すると、大腿骨が内側を向き、開いていた骨盤がしまります。

その結果、お尻の幅が狭まり、小尻になれます。

お尻が横に広がっているのは、骨盤が大きいわけではなく、大腿骨が外を向いて、ももが張り出しているのが原因なのです。

さらに、O脚も治って、太ももも外側の肉が落ち、まっすぐな美脚になれるでしょう。

O脚は足の骨が湾曲しているわけではなく、大腿骨が外を向き、ひざ下の骨が内側にねじれているため、ひざが離れてしまうという状態です。

ですから大腿骨が内側に向けばO脚を矯正できるのです。

早い人なら、「ゆがみリセットエクササイズ」を3セットやっただけで、その場でひざの内側がくっつくようになります。

O脚は足が反っているぶん、足が短く見えるので、O脚が治ると足が細く長く見えるようになるでしょう。

ミニスカートや細身のジーンズも自信をもってはきこなせますよ。

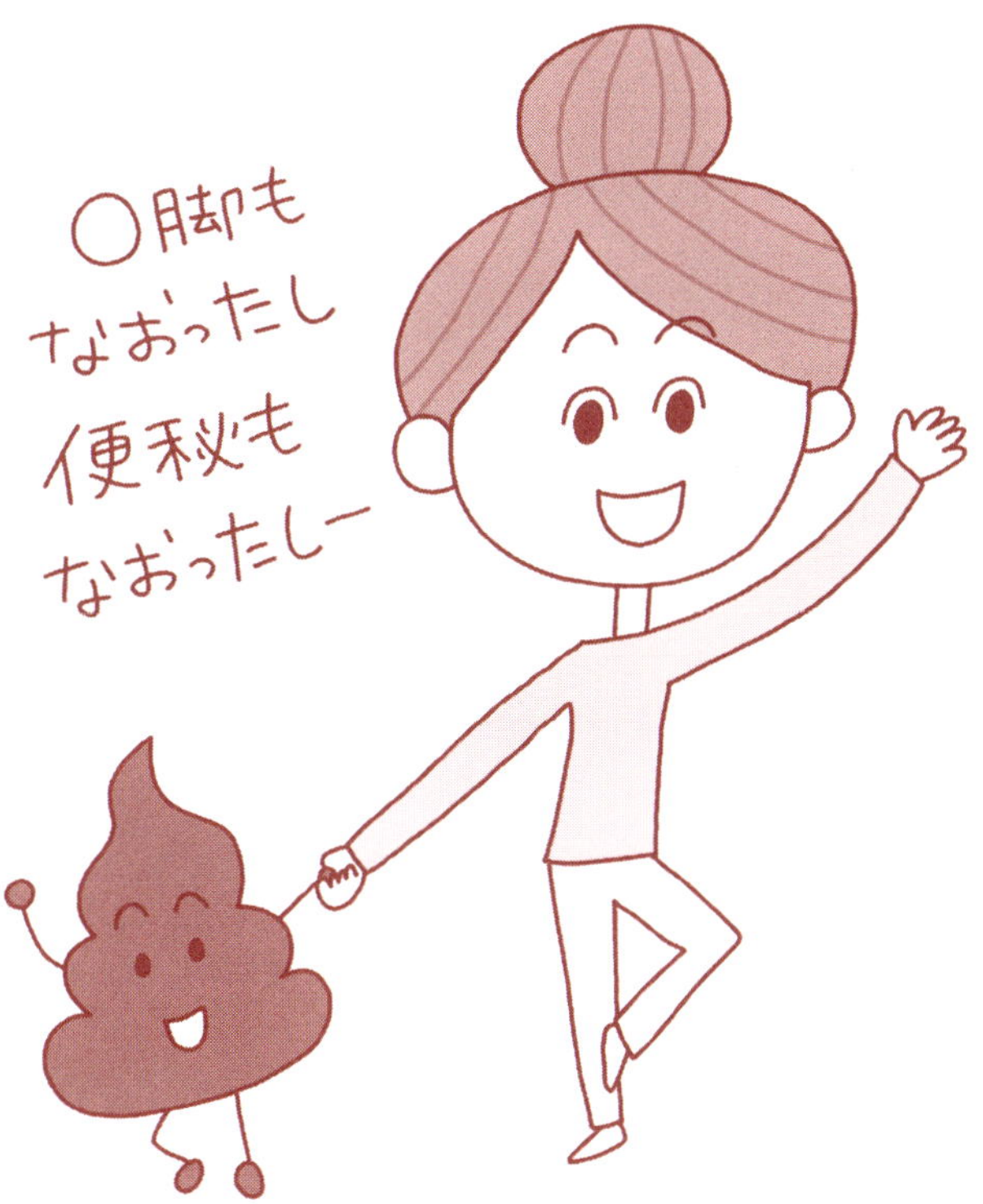
O脚も
なおったし
便秘も
なおったしー

「1分！ 背骨ねじりダイエット」11のメリット

1日たった1分、背骨ねじりダイエットを行うだけで、驚くほど効果があります。運動が苦手な人でもまったく問題はありません。食事制限もないので、我慢する必要もなく、やせられます。

メリット1　下半身太りが治る！

「ダイエットをしても、下半身はなかなかやせない」と思っている人も多いですよね。

けれど、1日1分、背骨ねじりダイエットを行うことで、骨盤をしめてむくみを解消し、ほっそりした足、小さく上がったお尻、スッキリしたお腹を簡単に手に入れることができます。

さらに、骨盤は背骨を通じて、全身の骨と連動しています。骨盤のゆがみがなくなると、全身の骨格が整って体全体のゆがみも解消されるため、姿勢が美しくなるのです。骨盤がしまって前に傾くので猫背も解消できるはずです。

みなさんもこのエクササイズで、お尻が上がって、大腿骨が内側に向き、背中にS字カーブがある、理想の美しいスタイルを手に入れてください。

正しい姿勢になると血流がよくなり、代謝がアップして脂肪が燃えやすくなるので、ますますやせやすい体になれます。このエクササイズを行えば、いくつになっても美しい体形をキープすることができ、年を重ねることが怖くなくなるでしょう。

メリット2　くびれができる!

骨盤がしまって、内臓が正しい位置におさまると、ぽっこり出ていたお腹がスッキリし、なくなっていたウエストラインがよみがえります。ですから「ゆがみリセットエクササイズ」を行うと、女性らしいウエストのくびれができるのです。

骨盤がしまると、仙腸《せんちょう》関節がしまり、胸肋《きょうろく》関節が開くのでバストサイズもアップ。たれていたお尻も上がります。ただやせるだけではなく、出るところは出て、しまるところはしまる、メリハリのある体形になれるのがこのエクササイズの特徴です。

さらに「むくみ解消エクササイズ」では、ウエスト部分をひねるので、ますますウエストがくびれやすくなります。

自分の体形に自信がもてるようになると、気持ちも前向きになり、幸せをたくさん呼び込むことができるはずです。

メリット3　食欲が抑えられる！

いつでもダイエットの邪魔になるのが食欲です。「どうしても食欲が抑えられない」と、ダイエットをあきらめている人も多いのではないでしょうか。

骨盤は、自律神経とも連動しています。骨盤をしめると、交感神経

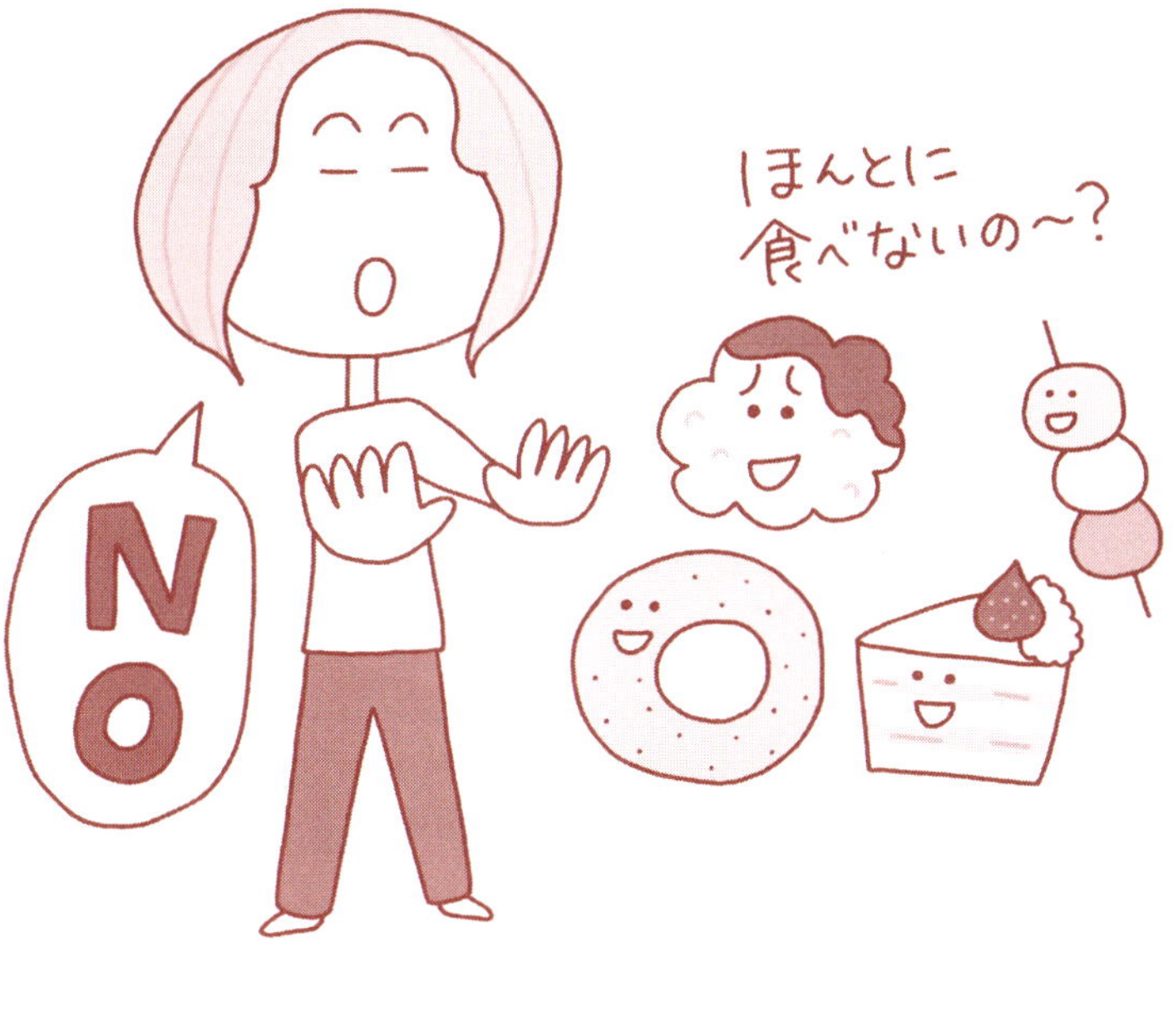
ほんとに
食べないの〜?
NO

（活動時に働く）が優位になります。そして、頭が冴え、体はエネルギーを消費する「やせるモード」となるのです。一般に日中は、交感神経が優位に働いています。

一方、骨盤がゆるむと副交感神経（リラックス時に働く）が優位になり、脳も体も休息状態に。夜寝る前などがこの状態で、「太るモード」と言えるでしょう。

つまり、骨盤をしめて、交感神経が活発化していれば、食欲を抑えることができます。

逆に、骨盤の切り替えが朝と夜でスムーズに行われない場合、日中も骨盤がゆるんだままになり、副交感神経が優位になって食欲もアップ。ぼーっとして活動量も減ってしまいます。

過食しないためにも、日中は「ゆがみリセットエクササイズ」で骨盤をしめて、交感神経を優位にすることが大切なのです。

メリット4　体重が落ちていく！

「1分! 背骨ねじりダイエット」を行うと、体がしまっていくので、最初に見た目が大きく変化します。けれど、その状態ではまだ脂肪が燃えておらず、体重が落ちるわけではありません。

エクササイズを続けて骨盤がしまると、交感神経が優位になって、自然と食欲が落ちていきます。さらに、ゆがみが整って代謝がアップし、やせやすい体になるので体重が減るのです。

太めの人なら、1日1分のエクササイズをするだけで、1週間で2～3キロ体重を落とすことができます。平均的な女性でも、1週間で1キロ程度の減量が可能でしょう。

つらい運動や無理な食事制限なしでやせられる、本当にすばらしい方法なのです。

メリット5　妊娠しやすくなる!

骨盤の中には、子宮・卵巣といった、月経や妊娠など生殖に関わる器官が集まっています。ですから、骨盤が開いてゆがむと、内臓にも影響を及ぼし、月経不順や不妊につながる可能性もあるのです。

私の患者さんの中では、骨盤をしめるエクササイズを行い、ゆがみが解消したことによって、これまでの無排卵が改善し、赤ちゃんを授かったという方がいらっしゃいます。

ほかにも、ゆがみが解消して骨盤の開閉がスムーズになったことで、妊娠した患者さんはたくさんいるのです。赤ちゃんが欲しい女性にも、ぜひこのエクササイズをやっていただきたいです。

また、産後は骨盤がゆがんで太りやすいので、産後のエクササイズとしてもおすすめです。

ただし、妊娠中・妊娠の可能性があるとき、月経直前・月経中は、「ゆがみリセットエクササイズ」は控えてください。

メリット6　月経が終わった日に骨盤をしめるとやせやすい！

月経直前・月経中は骨盤が自然に開く期間なので、「ゆがみリセットエクササイズ」はお休みしてください。

けれど、月経が終わったときは、骨盤がしまりやすくなっているので、エクササイズの効果は大。やせやすくなるチャンスなので、月経が終わった日には、しっかりと「ゆがみリセットエクササイズ」を行いましょう。

また、月経前にはホルモンの関係で、過食気味になったり、便秘をしたり、むくむ人も多いと思います。月経前に太ってしまうことを繰り返して、だんだん体重が増えていく人もいます。月経直前・月経中には「むくみ解消エクササイズ」と、116ページのエクササイズもあわせて行うとよいでしょう。

月経前後に体を整えるようにすれば、体重増加を避けられ、「頑張ってダイエットしていたのに、月経で太ったからダイエットはもうやめる……」ということがなくなるはずです。

メリット7 冷え性が改善!

骨盤をしめると冷え性も改善する、これは本当です。

第4腰椎は、体の温度調節に関わっています。「ゆがみリセットエクササイズ」でここがぐっとしまると、体が温まり、冷え性が改善するのです。

逆に低体温の人は、第4腰椎がゆがんでいることが多いのも特徴です。つらい冷え性に悩んでいる人は、ぜひこのエクササイズを行ってみてください。

さらに、体温が1度上がると、代謝は12％アップするといわれます。冷え性を改善することで、よりやせやすい体になれるでしょう。

メリット8　男性にも効果がある！

女性は月経や妊娠があるため、男性よりも骨盤が柔軟で、開きやすく、ゆがみやすいのは確かです。けれど、男性も骨盤がゆがんでいる方はたくさんいらっしゃいます。

女性は左右に、男性は前後にゆがみやすいのが特徴です。ですから、「ゆがみリセットエクササイズ」は男性にもぜひ行っていただきたいの

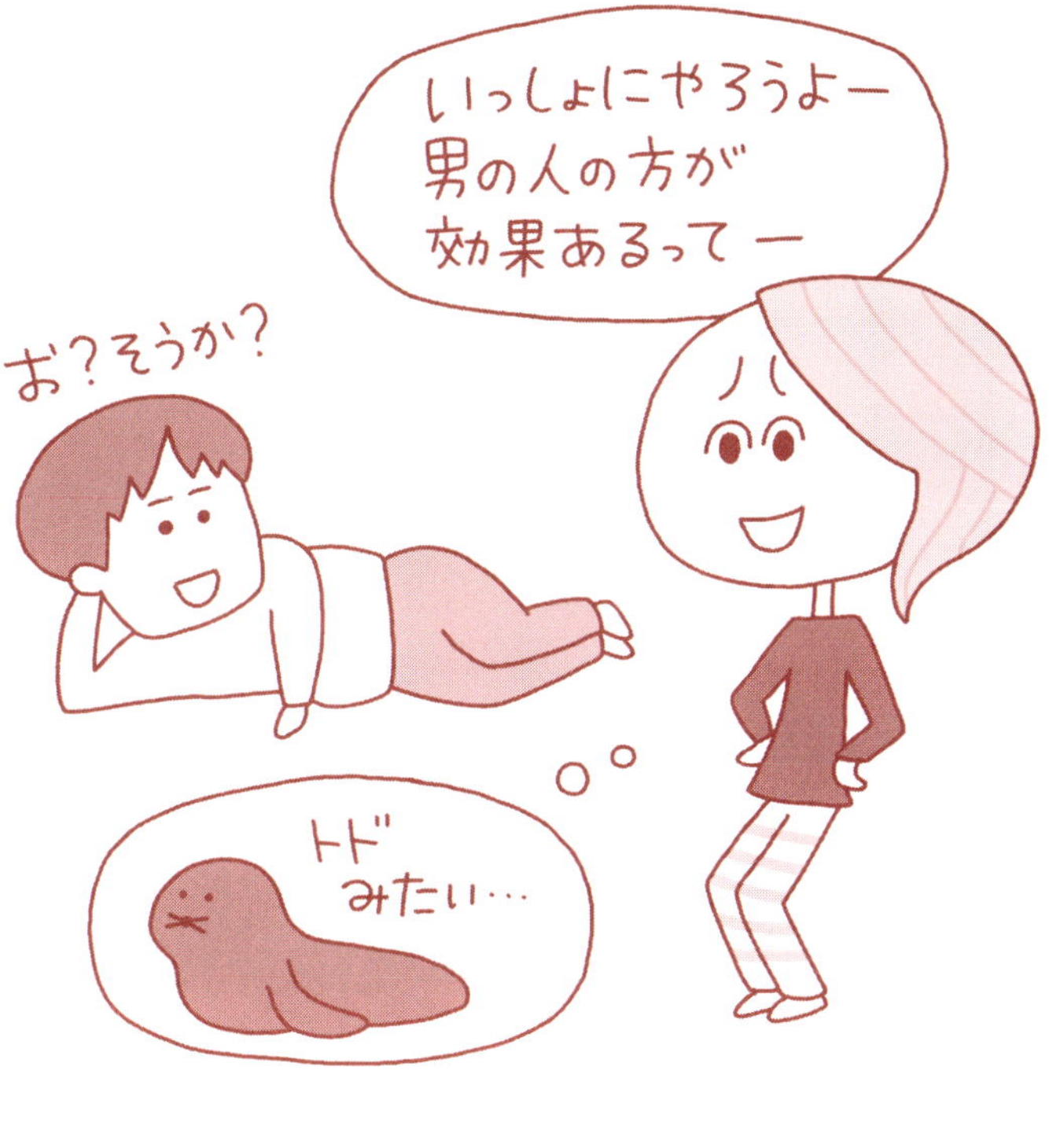
いっしょにやろうよー
男の人の方が
効果あるってー
お?そうか?
トド
みたい…

です。

実際に私は、骨盤をしめることで、2週間で7キロ、最終的には20キロの減量に成功し、デブから脱出することができました。

女性よりも男性のほうが骨盤はしまりやすいので、1カ月に体重を8キロ程度落とすことができる男性もたくさんいます。

女性のみなさんは、家族や友人、恋人など、まわりの男性にもぜひこのエクササイズをすすめてあげてください。

メリット9　二日酔いを避けられる！

「むくみ解消エクササイズ」は、水分の代謝がよくなるため、二日酔い対策にもおすすめです。

とくに右方向に体をねじると、アルコールを排泄する機能が活性化します。

お酒を飲んでいるときにも飲んだあとにも、体をねじる動きをして、アルコールを排出するようにしましょう。

メリット10 前向きな気持ちになれる!

骨盤は背骨を通して、頭骨ともつながっています。そのため、骨盤をしめると頭骨がしまり、頭がスッキリするのです。

やる気が出て、前向きな気持ちになり、頭の働きもよくなるため、仕事や家事の能率もアップするでしょう。

頑張るときには、よく鉢巻をしめますよね。あれは頭骨をしめることで、やる気をアップしているのです。頭骨をしめることの大事さをおわかりいただけると思います。

頭骨がしまると、判断力も正常に機能します。ですから、必要なだけ食べれば「お腹がいっぱいになった」と脳が判断し、過食を防ぐことができるのです。気持ちが前向きになると、落ち込まなくなり、ストレスで過食に走ることもなくなります。

じつは骨盤をしめるエクササイズを行って、うつ病が治った患者さんもいます。「ゆがみリセットエクササイズ」はメンタルケアにもおすすめなのです。

メリット11　3カ月やれば体は変わる！

「1分！　背骨ねじりダイエット」は、やってすぐに、「O脚が治った！」「むくみがとれた！」「ウエストがぶかぶか！」などの効果が感じられます。

しかし、前述したとおり、最初は体がしまっただけ。食欲が落ちて、体重を減らすには、続けることが大切です。

早い人では1週間で体重が落ちますが、そこでやめずに3カ月続ければ、確実に体が変わったのを実感できるでしょう。

自然と食欲が落ちるので、食事制限はしなくていいですし、特別な運動も必要ありません。

さらに、理想の体形になれば、エクササイズはやめてかまいません。食べ過ぎたときや、体形が気になったときにメンテナンスとして行う程度で十分です。

「本当にこんなにラクにやせられるの?」と信じられない人もいるかもしれませんが、ぜひこの驚くべき効果を体験してみてください。

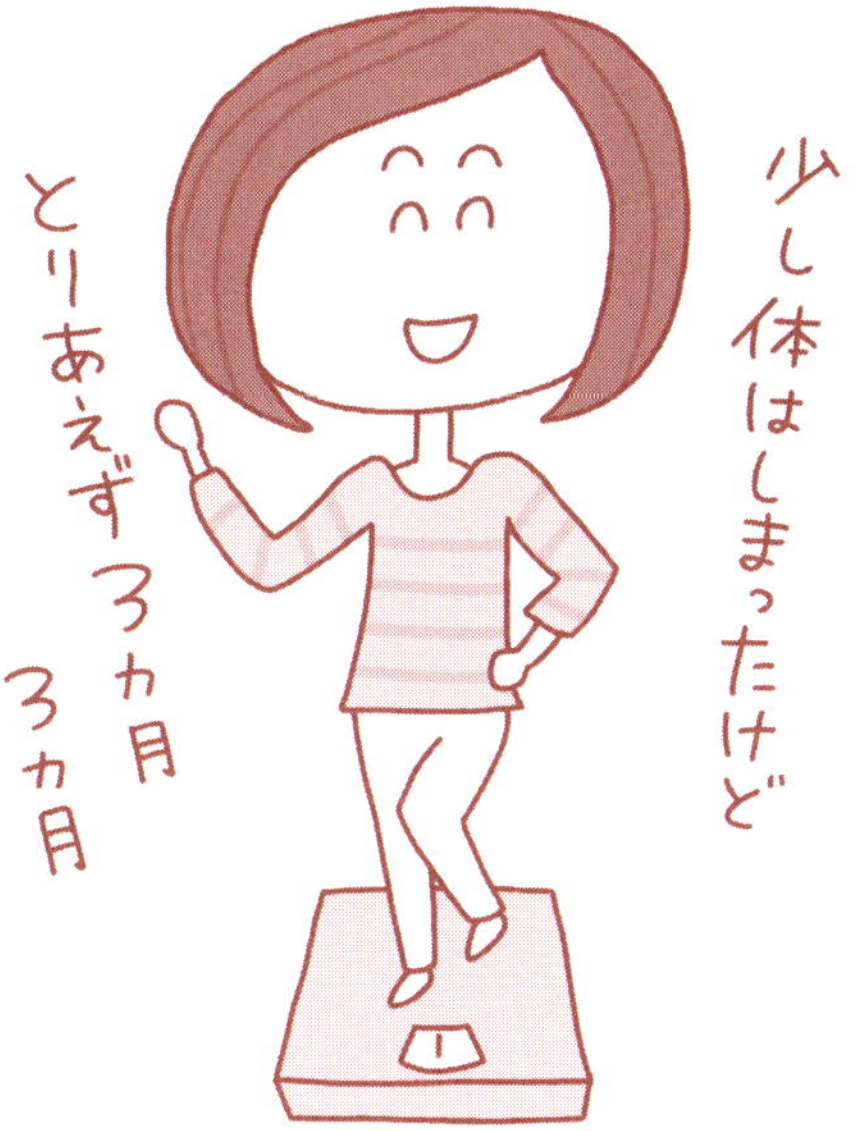
少し体はしまったけど
とりあえず3ヵ月
3ヵ月

メリット 6
月経が終わった日に骨盤をしめるとやせやすい！

メリット 7
冷え性が改善！

メリット 8
男性にも効果がある！

メリット 9
二日酔いを避けられる！

メリット 10
前向きな気持ちになれる！

メリット 11
３カ月やれば体は変わる！

1分！背骨ねじりダイエットのメリット

メリット1

下半身太りが治る！

メリット2

くびれができる！

メリット3

食欲が抑えられる！

メリット4

体重が落ちていく！

メリット5

妊娠しやすくなる！

「1分! 背骨ねじりダイエット」体験者の声

赤坂整体院に通う患者さんに今回のエクササイズを実践してもらったところ、みなさんに驚きの効果が表れました。その一部をご紹介します。

体重が4キロ減、ウエスト5センチダウンでびっくり!

M・Fさん(28歳)
身長164センチ
体重52・5キロ→48・8キロ

私はぎっくり腰になって、大庭先生のところへ通った際、腰痛改善とダイエットのために「ゆがみリセットエクササイズ」を自宅で行うといいと教えていただき、1日数回行うようにしました。

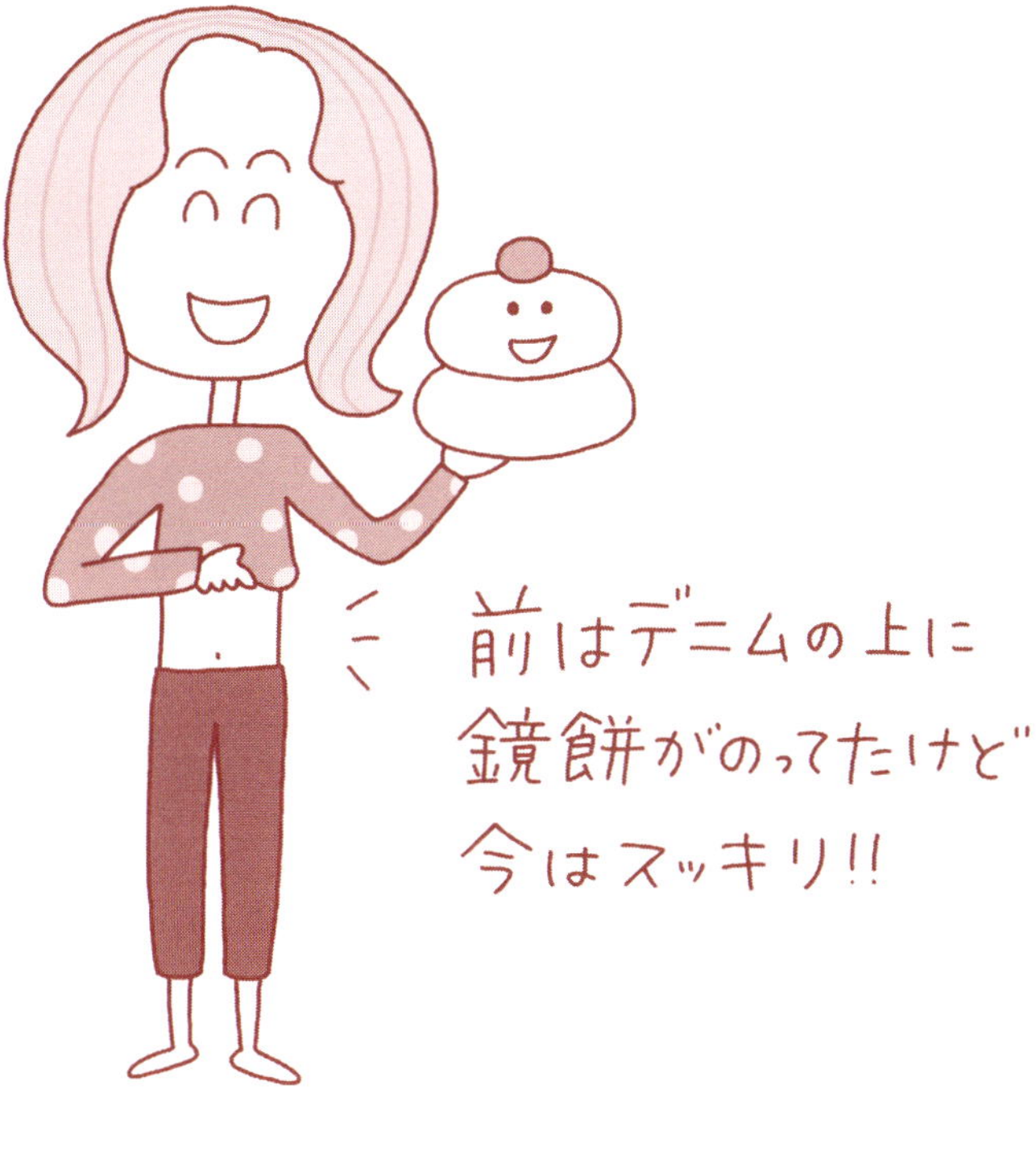
前はデニムの上に
鏡餅がのってたけど
今はスッキリ!!

また、太ももの前が張っていて、むくみもあることから、正座したまま後ろに倒れる正座エクササイズ（95ページ）や、足首を外側に向けて行う足首上げ下げ（98ページ）を教えてもらい、寝る前などに行うようにしました。

すると52・5キロだった体重が3カ月で48・8キロになってビックリ！　ウエストも5センチダウンしました。腰回りを自分で触ってみて、お肉がなくなっていることがわかるんです。食事制限もせず、気づいたときにエクササイズを行うだけで、細くなれるなんて夢のよう！　腰の痛みもラクになりました。

代謝がよくなって、汗をかきやすくなったのも、体重ダウンにつながっているのかもしれませんね。むくみもなくなって、足もスッキリ！　骨盤のゆがみが改善され、姿勢もよくなりました。

まわりからも「やせたね！」と言われて、うれしい毎日です。やせたい人は、この魔法のようなダイエットをぜひ行ってみてください。

1カ月で体重が3キロ減って、ジーンズがゆるゆるに！

Y・Yさん（24歳）
身長159センチ
体重56キロ→53キロ

これまでいろんなダイエットに挑戦しましたが、食事制限や運動するものは長続きしませんでした。

ラクに続けられるダイエット法はないかなと探していたとき、以前読んだ大庭先生の『1分骨盤ダイエット』の本を思い出し、「これならできるかも！」と思ったんです。

そして、大庭先生に直接教えてもらいたくて、赤坂整体院にうかがったところ、「ゆがみリセットエクササイズ」を指導していただきました。

毎日数回行うだけで、全然つらくないので、「これなら長続きする！」と確信しました。仕事中でも、お手洗いに行ったときなどにちょこっと行えばいいので、いつでもできるんです。

私は身長159センチ、体重56キロだったのですが、1カ月続けただけで3キロ減って、53キロになりました。食事制限はしていませんが、以前ほどの食欲がなくなり、自然と食事量も減っていったのです。

おかげで、以前はワンピースで体形を隠したファッションが多かったのですが、今では体にぴったりした洋服も自信をもって着ることができます。おしゃれの幅が広がり、いろんなファッションを楽しめるようになりました。

ジーンズもゆるゆるになり、背中回りや顔もスッキリ！　自分で鏡を見て、やせたのが実感できてうれしいです。

便秘がなくなり、月経痛も軽くなって、体調がよくなりました。歩いていても疲れることがなくなり、脂肪量が減って筋肉量が増えたのもビックリです。

今後の目標は体重50キロなので、このまま続けて、あと3キロ落としたいと思います。

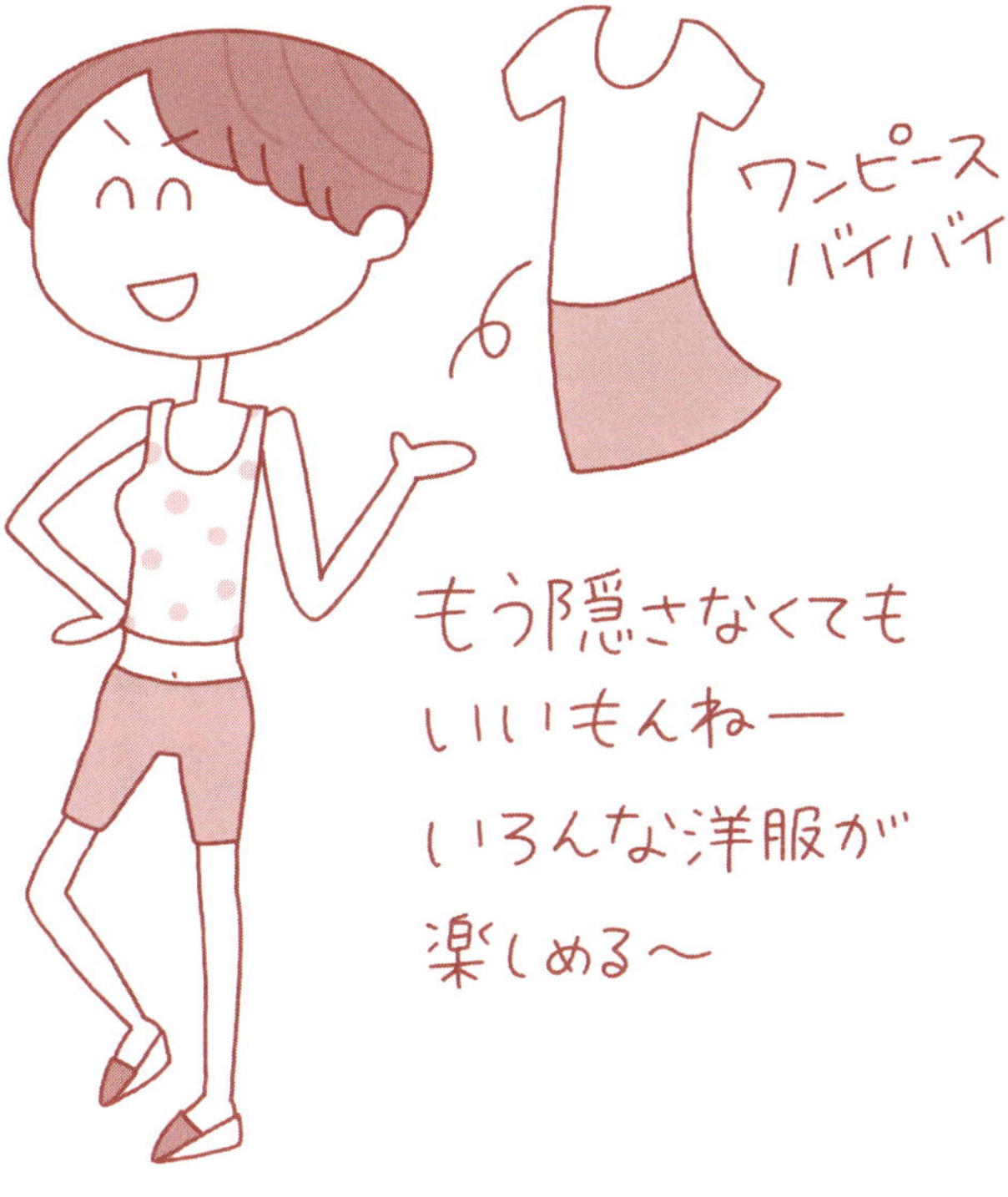
ワンピース
バイバイ
もう隠さなくても
いいもんねー
いろんな洋服が
楽しめる〜

2週間でむくみがとれて、下半身がほっそり！　便秘も解消♪

K・Tさん（27歳）
身長158センチ
体重45キロ→45キロ

私は背骨がゆがんでいる側彎症で、1年前から赤坂整骨院に通っています。おかげさまで背骨のゆがみは治りましたが、やせ型なのに下半身が太いのが悩みでした。

そこで大庭先生に相談したところ、「あなたの下半身が太いのは、むくみが原因ですよ」と言われ、「むくみ解消エクササイズ」を教えてもらいました。

ただ背骨をねじるだけの簡単な動きなので、1日5〜6回、お手洗いに立ったときなどに行うようにしていたのです。

するとまず、便秘がなくなって、1日2〜3回お通じがあるようになりました。いつもお腹が張り気味だったのが解消され、ウエスト回りも

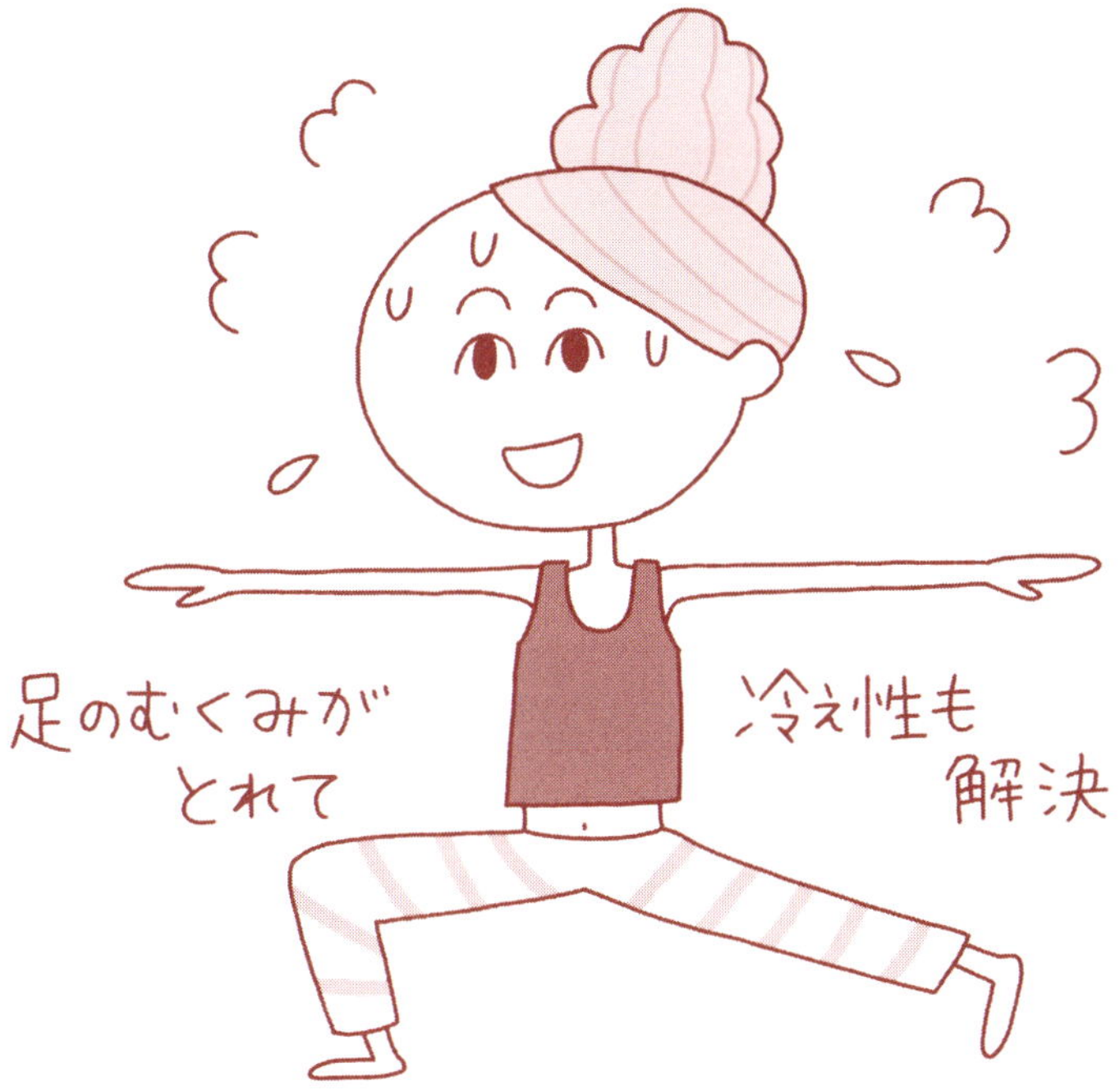
足のむくみがとれて
冷え性も解決

スッキリしました。

エクササイズを始めて2週間がたつ頃には、下半身のむくみがとれて、太ももやふくらはぎがほっそりしたのを実感!

パンツをはいたときに、太ももの部分がゆるくなっているのがわかって、うれしかったです。

また、私はあまり汗をかかないタイプだったのですが、ヨガに行ったときに、いつもより汗がたくさん出ることに気づきました。体も軽くなって、代謝がよくなっているのだと思います。ふだんから冷え性でつらかったのですが、代謝アップのおかげで、体の冷えもあまり気にならなくなりました。

いつ行っても、何回行ってもいい、気軽なエクササイズで、こんなに体に変化があるなんてビックリです。

私のように、下半身だけ細くしたい、という人にもこのエクササイズはおすすめだと思います。

さあ、いよいよ
やってみよう！

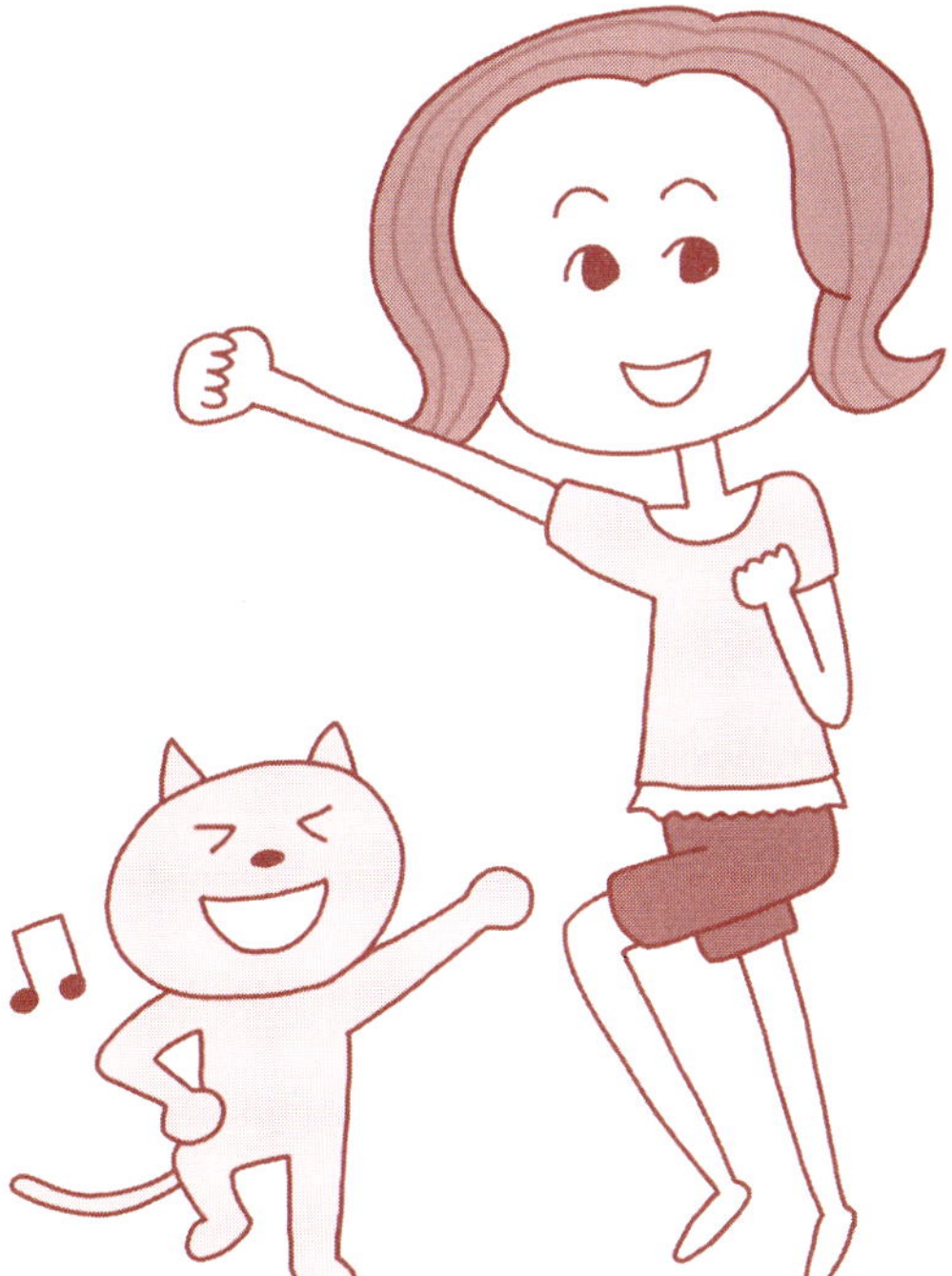

背骨ねじりダイエット①
むくみ解消エクササイズ

背骨をねじることで、排泄と代謝機能をアップし、むくみを解消するエクササイズ。

ぷよぷよの足が引き締まり、便秘や二日酔い、月経痛にも効果があります。

ひじをはって第4胸椎を刺激することで、胸郭が開き、骨盤がしまりやすくなります。

第4胸椎はアレルギーにも関連しているので、花粉症やアトピーの改善にも役立ちます。

バストアップや猫背にも効果的！

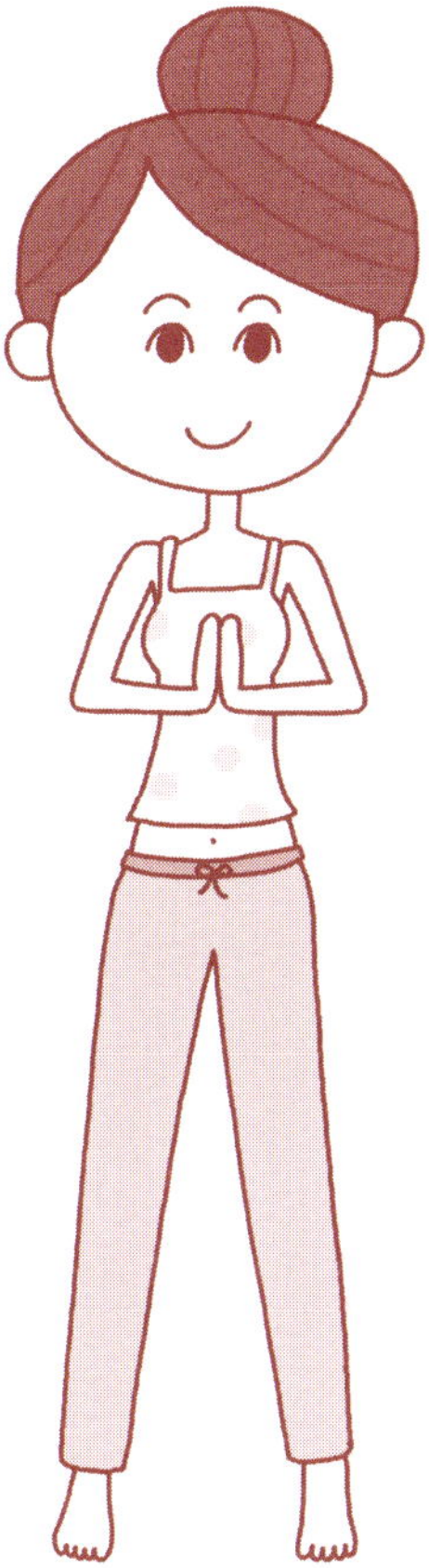

1 足を腰幅に、向きは平行にして開いて立ち、手を胸の前で合わせる。ひじが下がらないように注意。

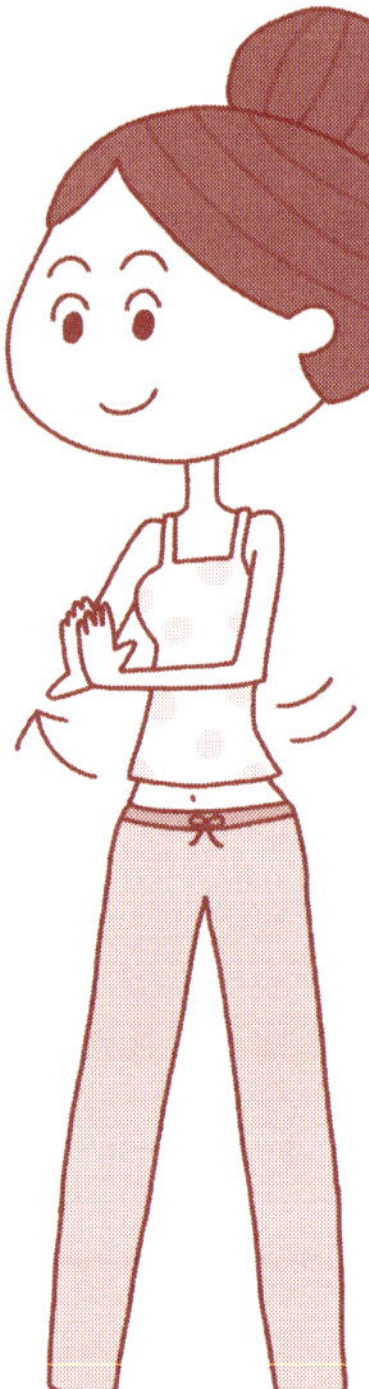

2 背筋を伸ばし、目線は手を見ながら、体を勢いよく、強く右にねじる。

POINT
★骨盤(腰から下)は正面を向けたまま！

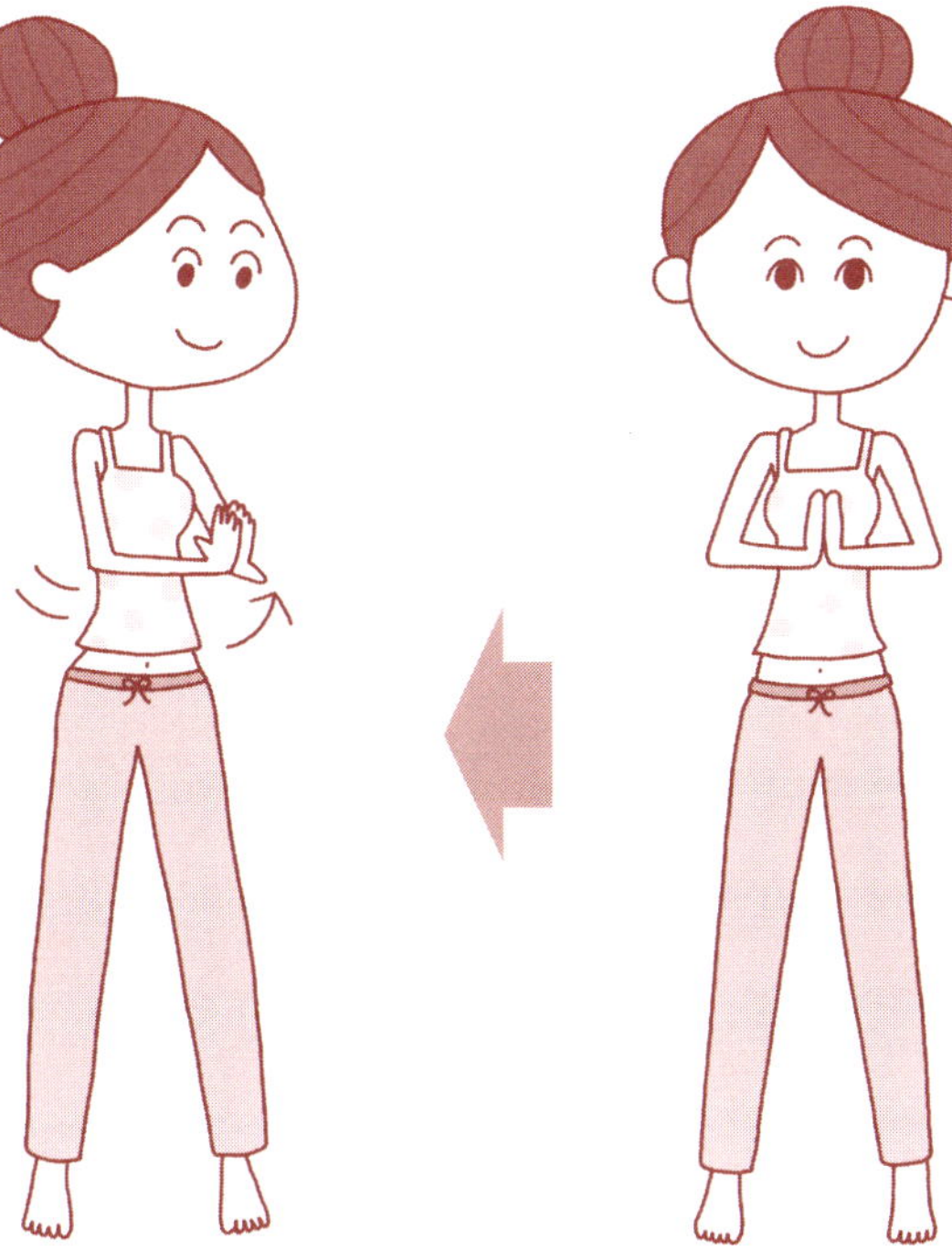

3 体を正面に戻して、勢いよく強く左にねじる。左右5回ずつくりかえす。

POINT

★ひねりやすいほうは息を吐きながら、ひねりにくいほうは息を吸いながら行うと、より効果がアップ！

★１日に何セット行っても、いつ行ってもＯＫ。

★腰痛がある人は痛みが出ない程度で、様子を見ながら行ってください。

慣れたらレベルアップ！ ねじり足上げ

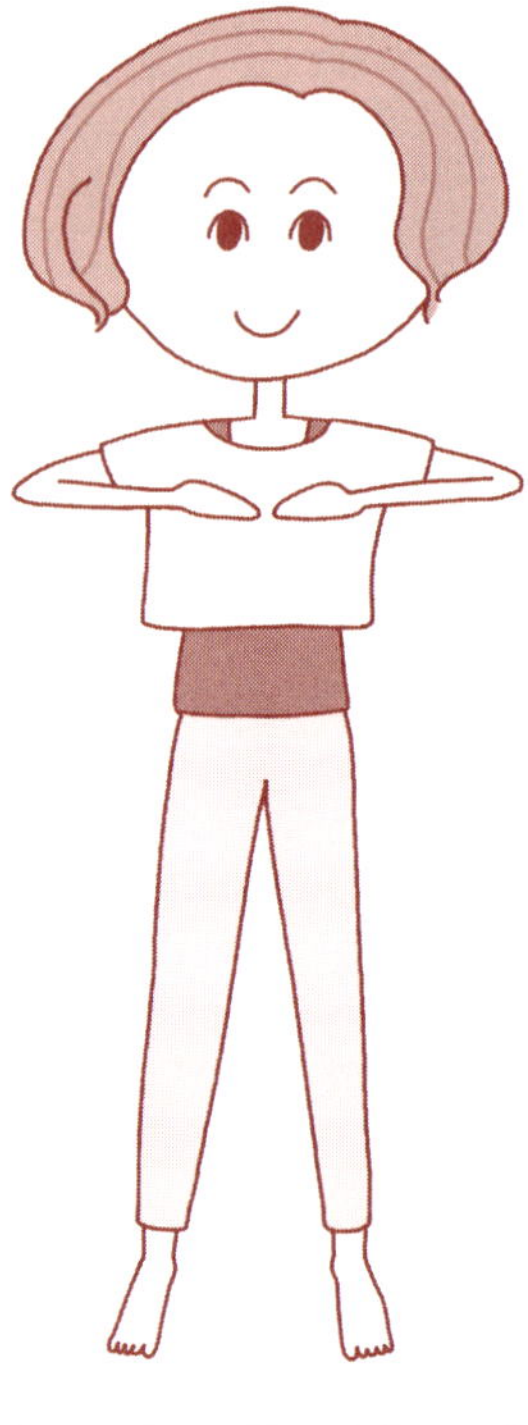

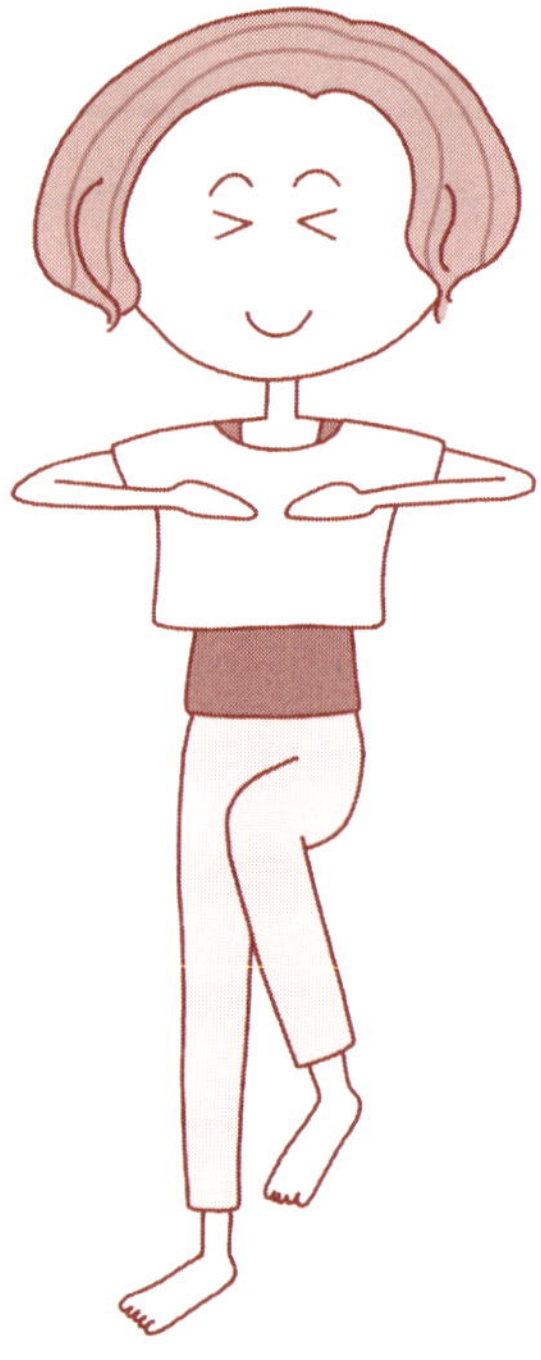

1 両足を肩幅程度に開いて立つ。両腕を折り曲げて、胸の前でキープ。ひじと肩の高さが水平になるように。手のひらは下に向けて。

2 ひざを交互に、反対の胸に向かって10回ずつ上げる。やりづらいほうは力を入れて足を上げる。

背骨ねじりダイエット②
ゆがみリセットエクササイズ

開いた骨盤をしめて、ゆがみをリセットするエクササイズ。ぽっこりお腹を引き締め、たれたお尻をアップし、O脚をまっすぐな美脚へと導きます。

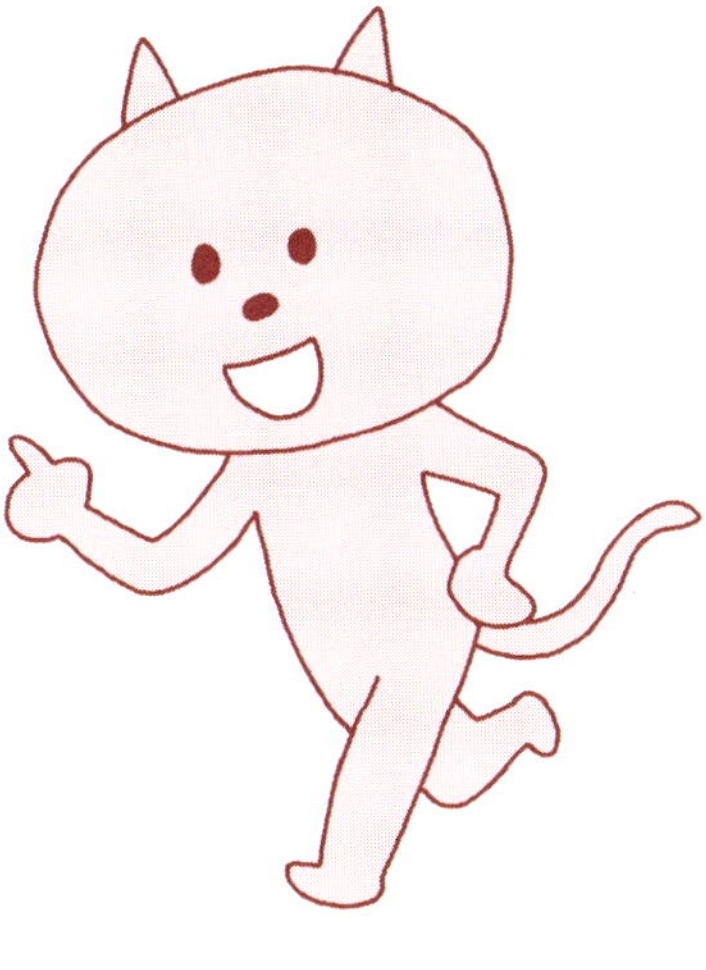

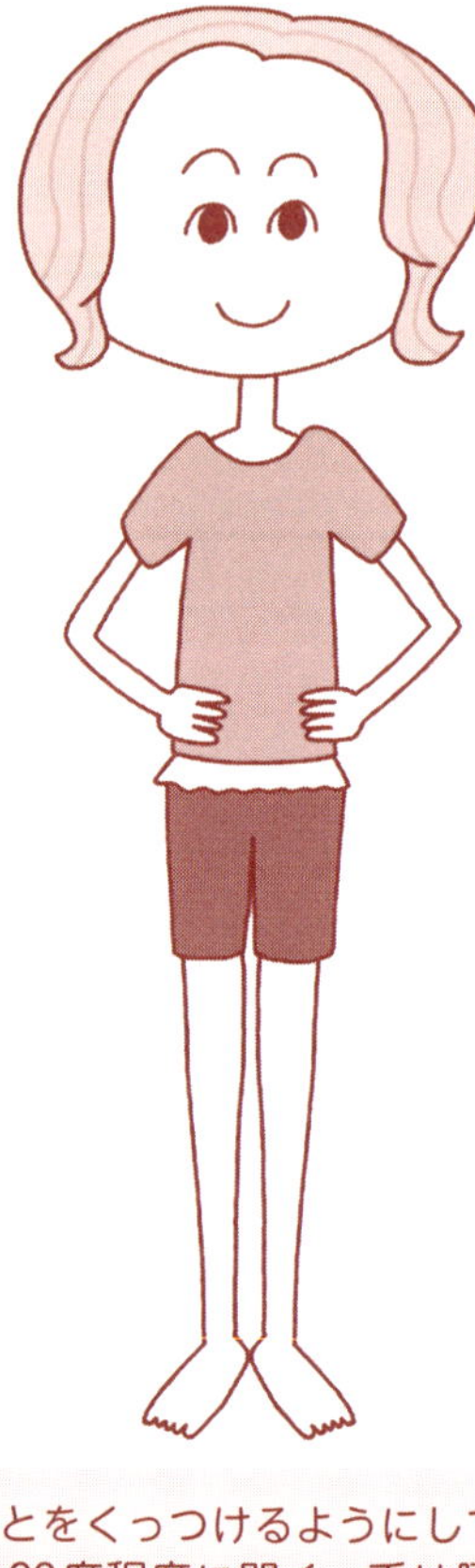

1

足のかかとをくっつけるようにして立ち、つま先をハの字に60度程度に開く。手は腰に置き、骨盤をぐっと持ち上げるようにする。顔は前を向いたまま。

POINT

★胸をはって肩甲骨を寄せるようにすると、骨盤がよりしまる。

★足がつらくなければ、かかとの間を少し開いてみると効果がアップ！

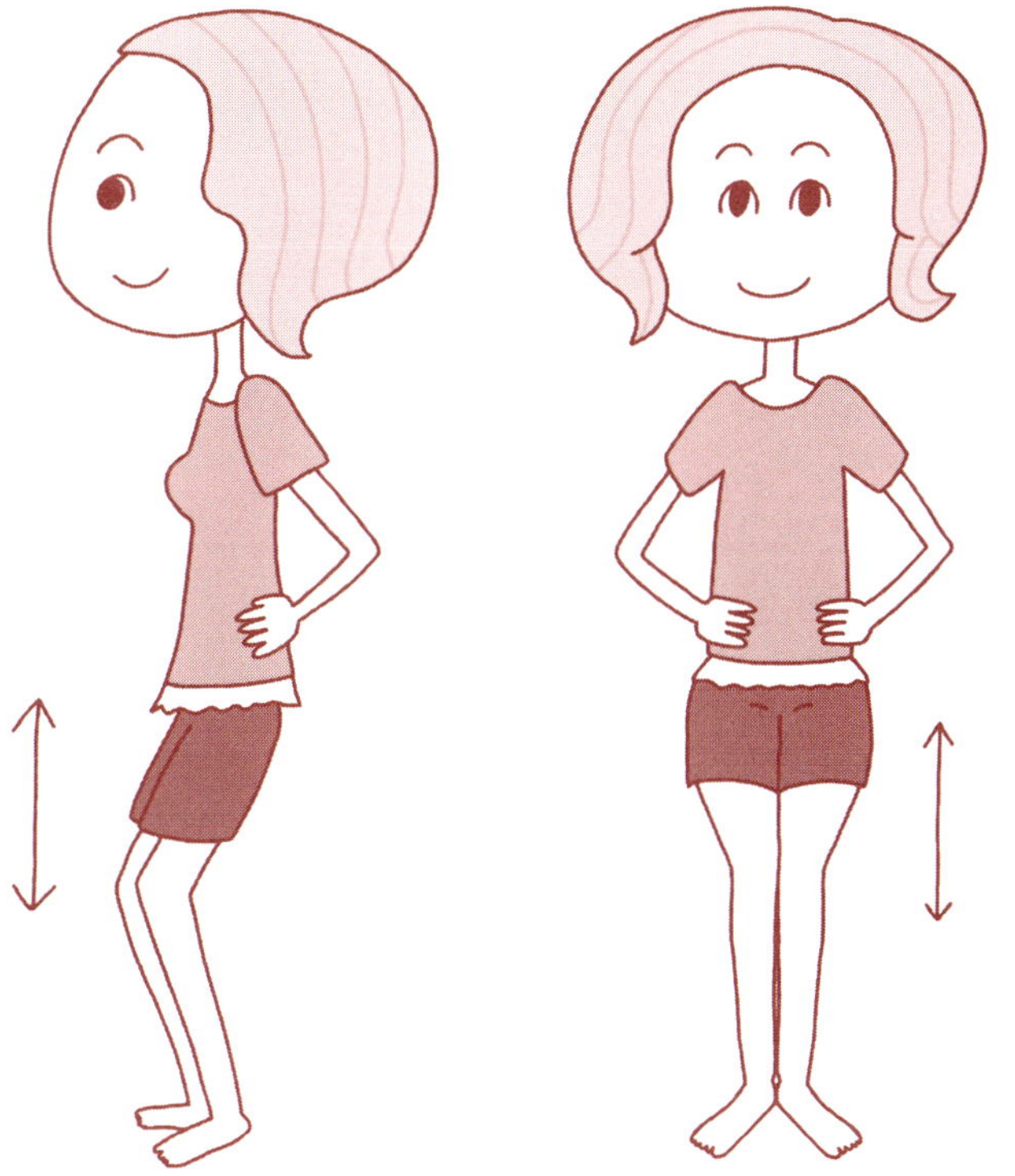

2

両ひざの内側をくっつけて、ひざを離さないように気をつけながら屈伸をゆっくり10回くりかえす。

POINT

★お腹を前に突き出さず、下腹に力を入れ、お尻を突き出す。
★足の親指側に体重がかかっていることを意識して。

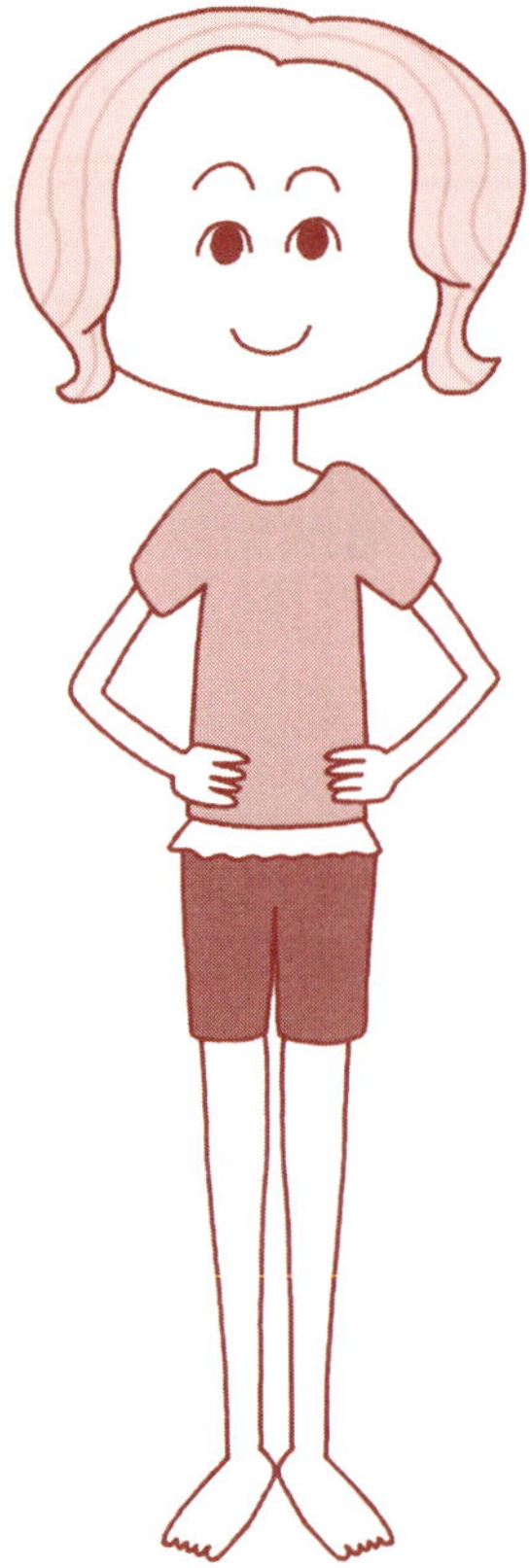

3　終わったら、足のかかとをくっつけたまま３回深呼吸して、骨盤を正しい位置に定着させる。

ゆがみリセットエクササイズで注意すること

・1日に3~4回行いましょう。骨盤がしまり過ぎるので、5回以上は行わないこと。
・夜寝る前の4~5時間はおすすめできません。頭が冴えて眠れなくなる可能性があります。
・月経直前・月経中は骨盤が自然に開く時期なので、ゆがみリセットエクササイズはお休みしてください。
・ひざが悪い人は痛みが出ない程度で曲げ伸ばしを行ってください。片足だけに体重がかからないよう注意して。
・腰痛がある人は痛みが出ない程度で様子を見ながら行ってください。
・妊娠の可能性がある人、妊娠中の人は控えてください。

慣れたらレベルアップ！ ゆがみ強力リセット

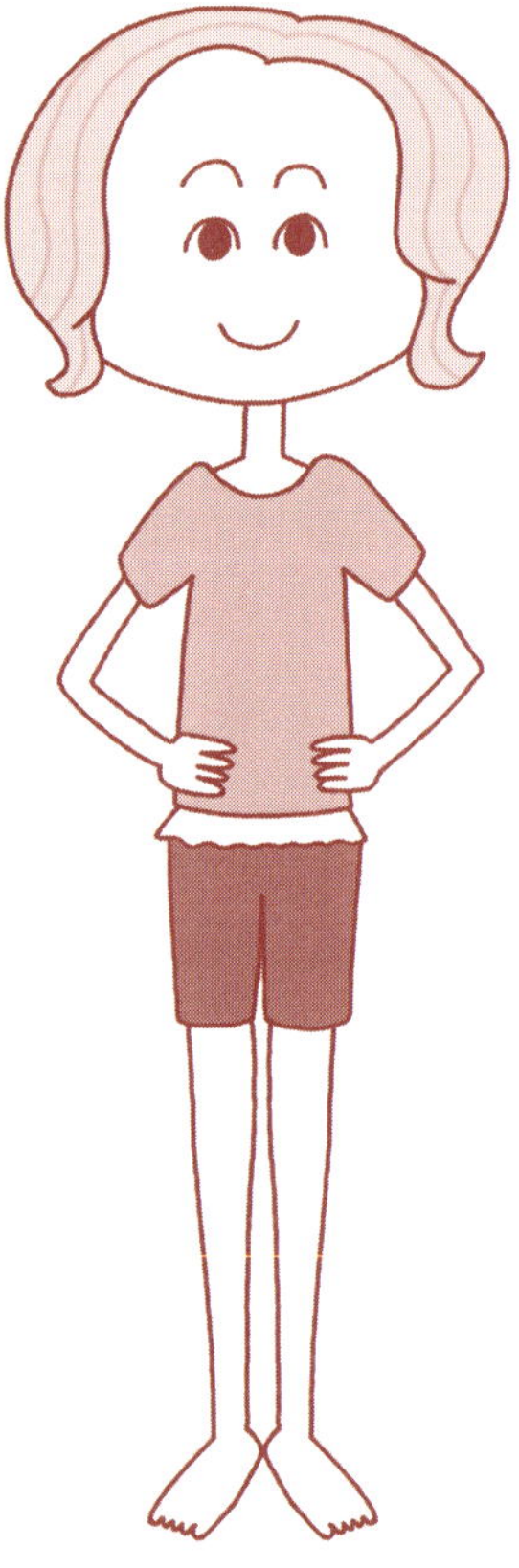

1 足のかかとをくっつけるようにして立ち、つま先をハの字に60度程度に開く。手は腰に置き、骨盤をぐっと持ち上げるようにする。顔は前を向いたまま。胸をはって肩甲骨を寄せる。

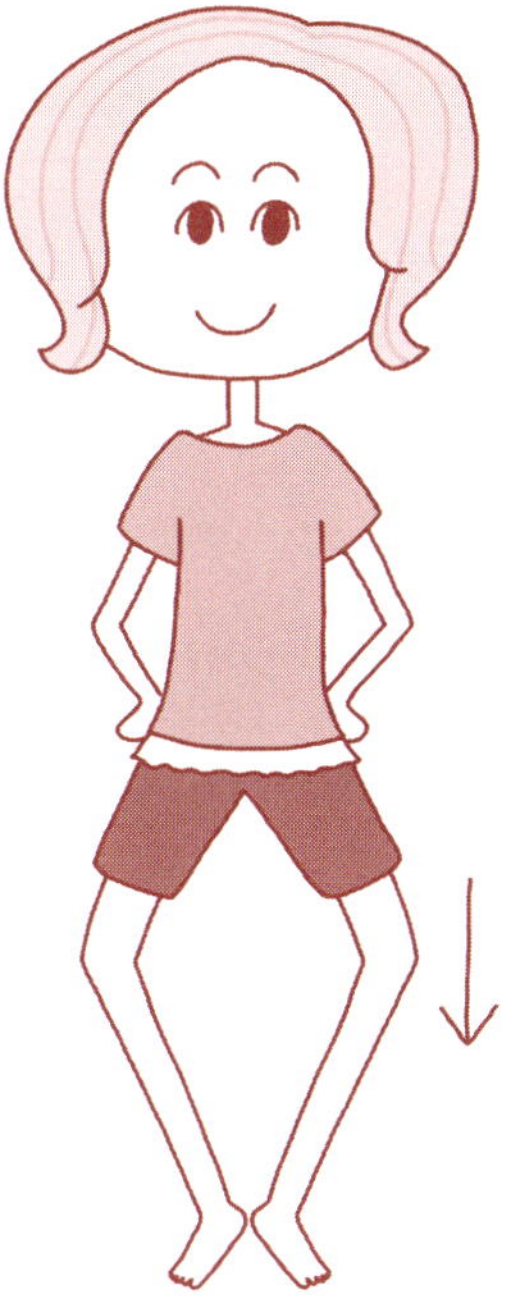

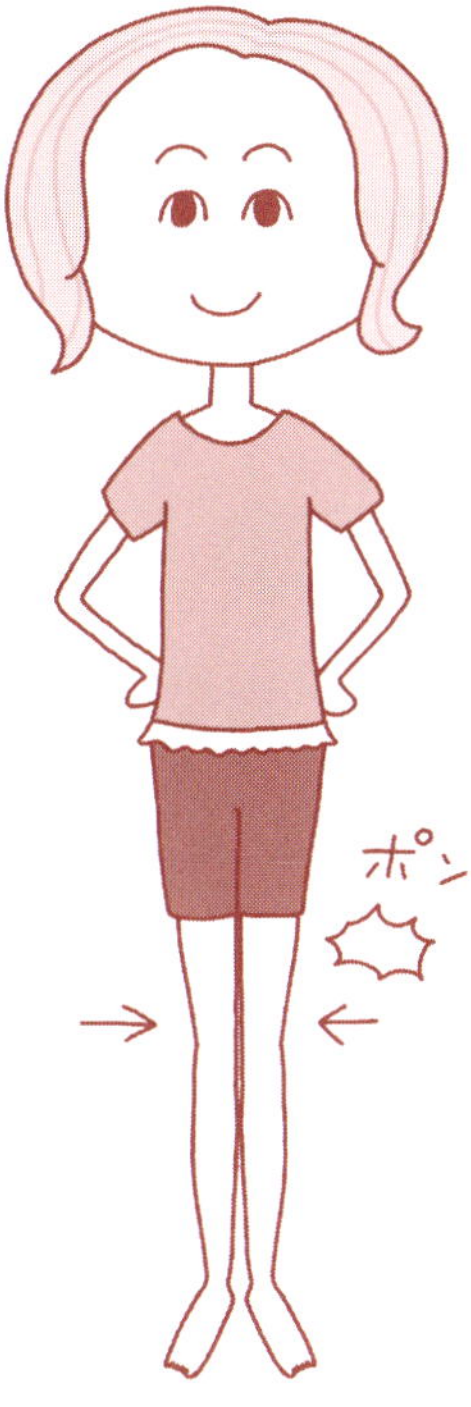

2 ひざを開きながらゆっくり曲げていく。

3 ポンとひざを閉じて、勢いをつけてひざを伸ばす。この屈伸を10回くりかえす。終わったら、足のかかとをくっつけたまま3回深呼吸。

※このエクササイズも、83ページの注意点を守って行ってください。

コラム2 風邪は体のメンテナンス

風邪はひいたほうがいい!?

風邪をひかないように予防することも大切ですが、風邪をひくことはじつは悪いことばかりではありません。

咳をすると、体の中の老廃物が排出されますし、しぼんでいた胸郭も広がります。

食欲がなくなることで、食べ過ぎもなくなり、胃腸がお休みできるでしょう。また、寒気によっていつもより体を温めるようにしたり、睡眠をしっかりとったりするので、自律神経の調整にもなります。

このように、風邪をひくことは、体を調整できる機会でもあるので、たまには風邪をひいてもよいのです。なお、風邪のひき始めには、足湯をして体を温め、汗を出すようにすると、経過が早くなるでしょう。

3章
応用編

下半身のお悩み別エクササイズ

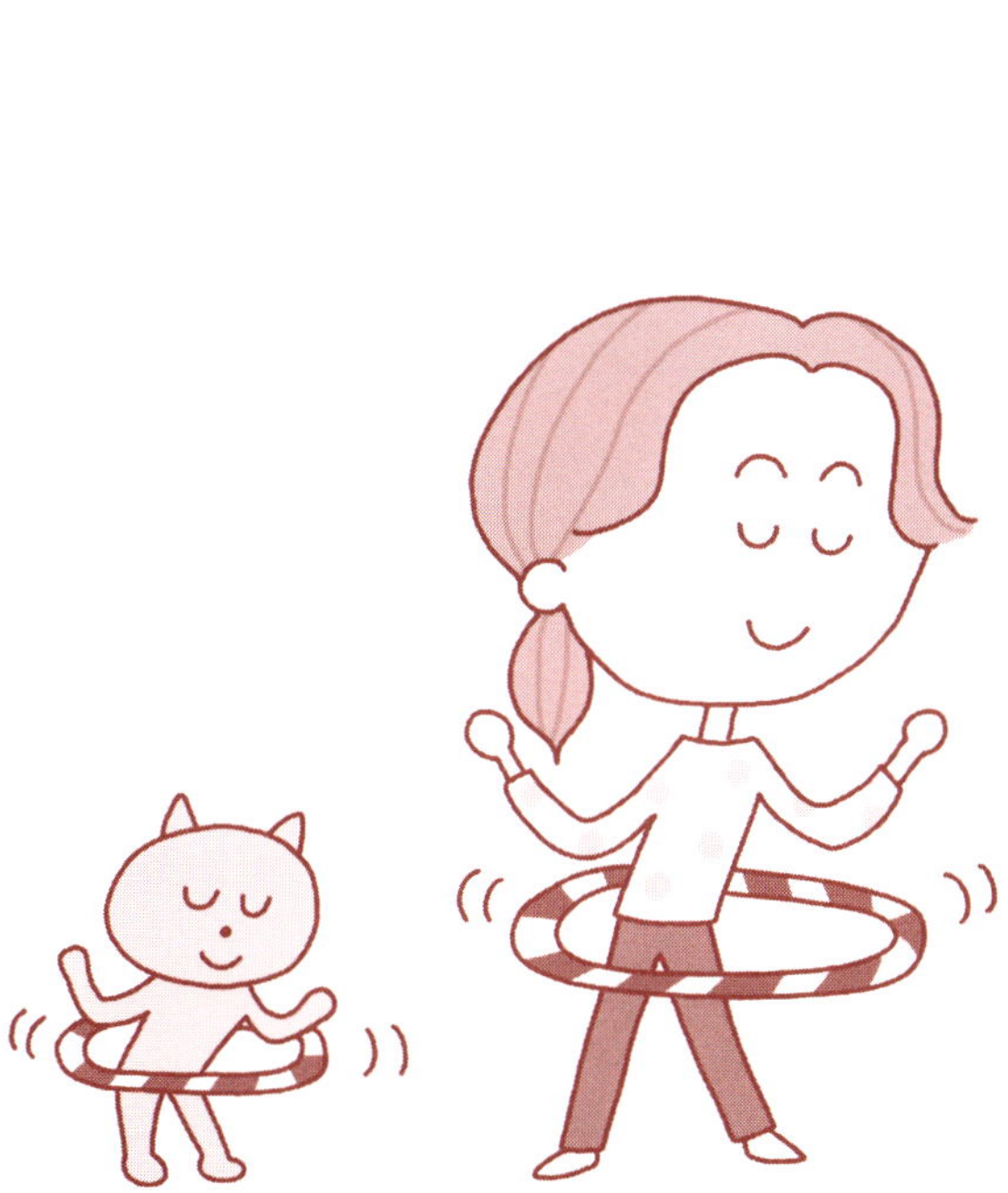

O脚

骨盤が開いて、大腿骨が外を向いてしまっているため、重心が足の外側にかかり、O脚になってしまいます。

また、ハイヒールをはくと、足首が伸び、骨盤が開きます。親指に重心をかけるように意識すればよいですが、そうでないとハイヒールはO脚の原因になりがちです。

O脚を改善するために、テレビを見ているときや、オフィスでもできるエクササイズを紹介します。

簡単なものばかりなので、すき間時間にこまめにやってみてください。

おばあちゃん座り

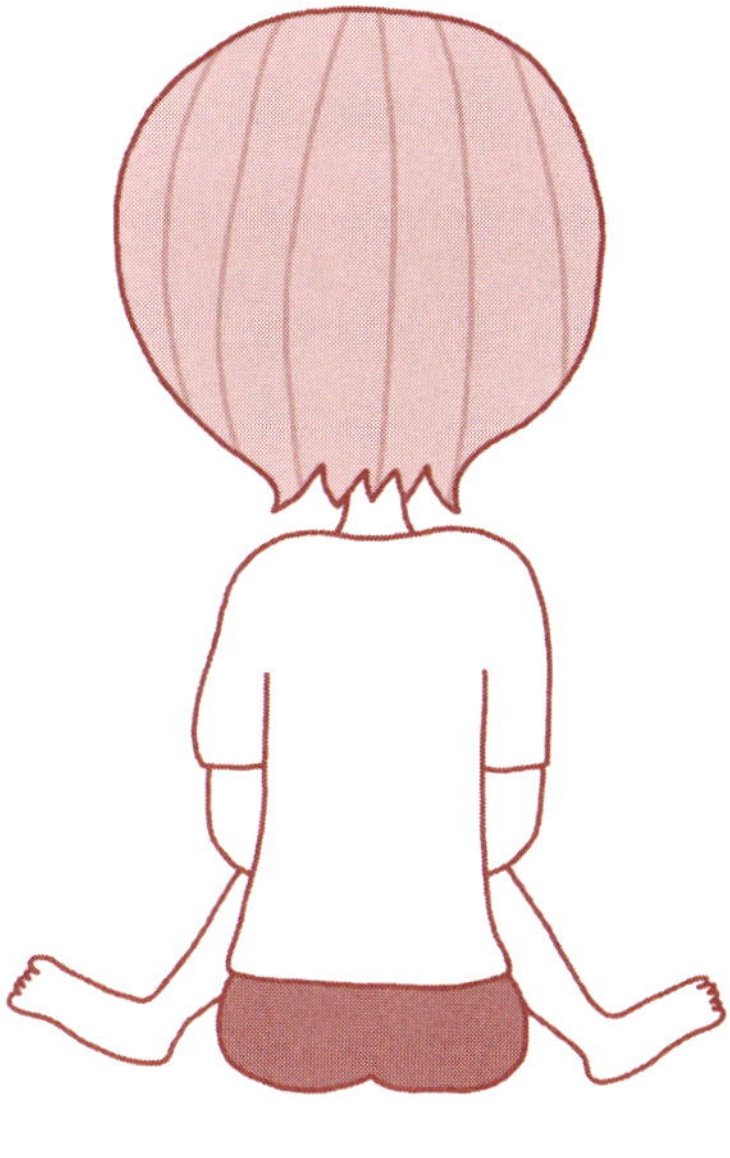

①ひざ下を外に出し、お尻を床につけて座る。
②足先を外に向けて胸をはる。この姿勢を気持ちいい程度に続ける。テレビを見るときなどにおすすめ！

足首反らし

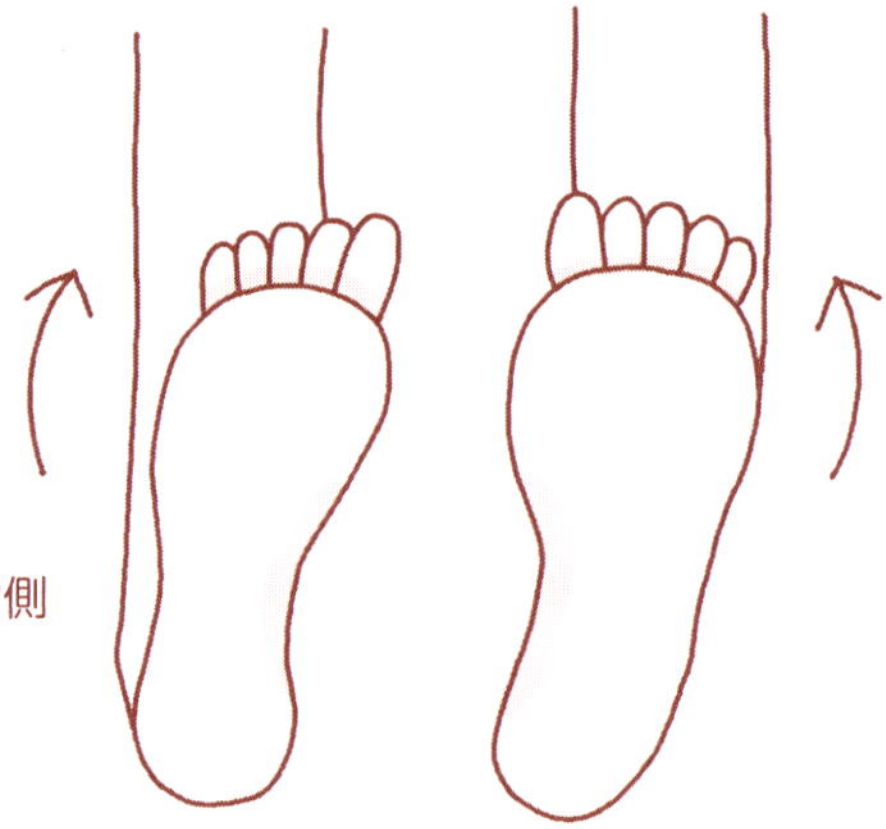

足を伸ばして、小指側
を強く反らす。

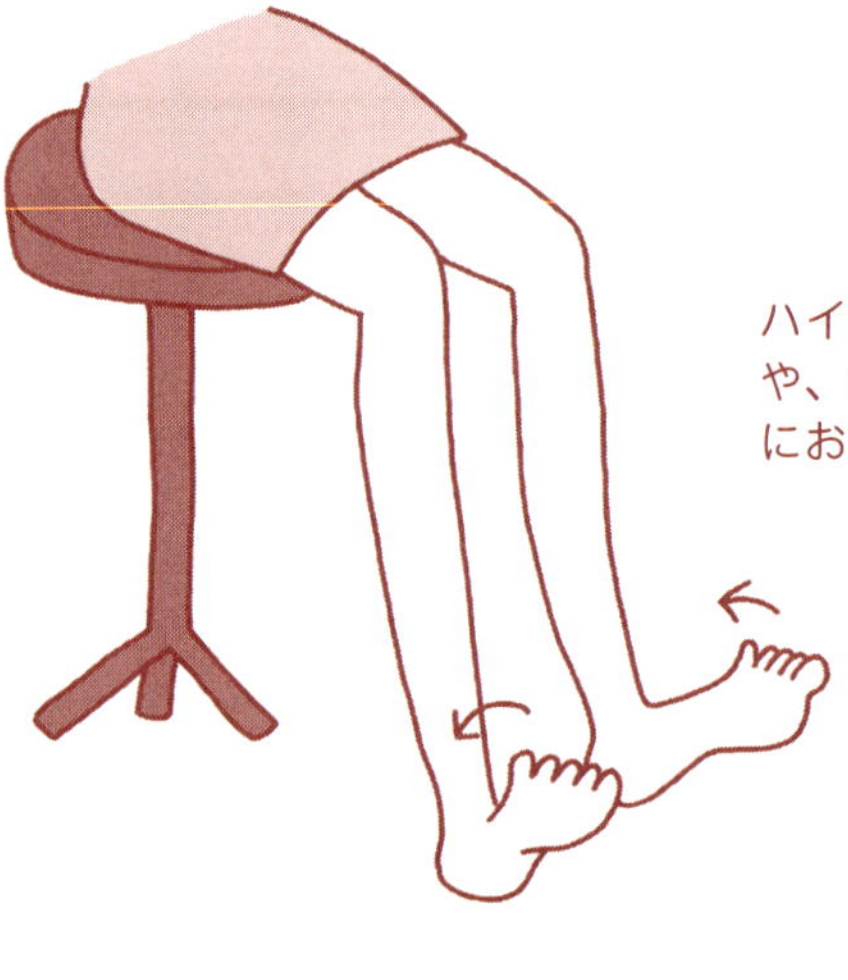

ハイヒールを脱いだとき
や、オフィスでの仕事中
におすすめ！

足首パタン

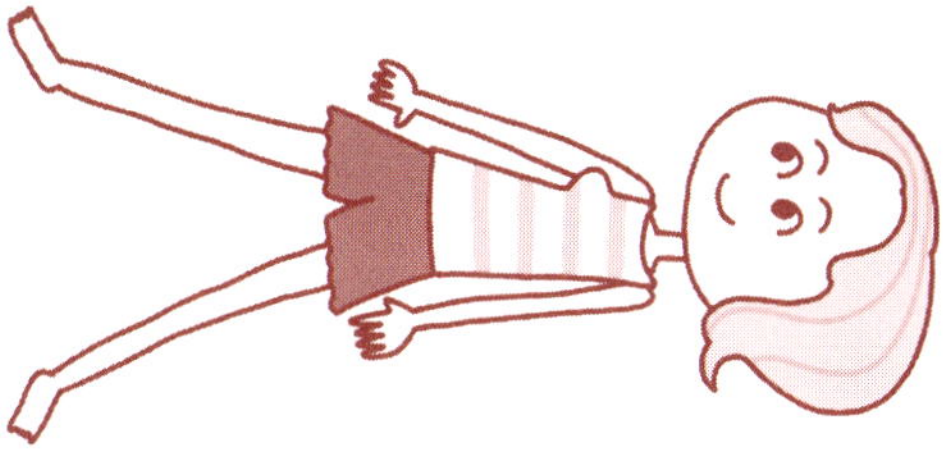

①あおむけに寝て、足と足の間を60度ぐらいに開く。

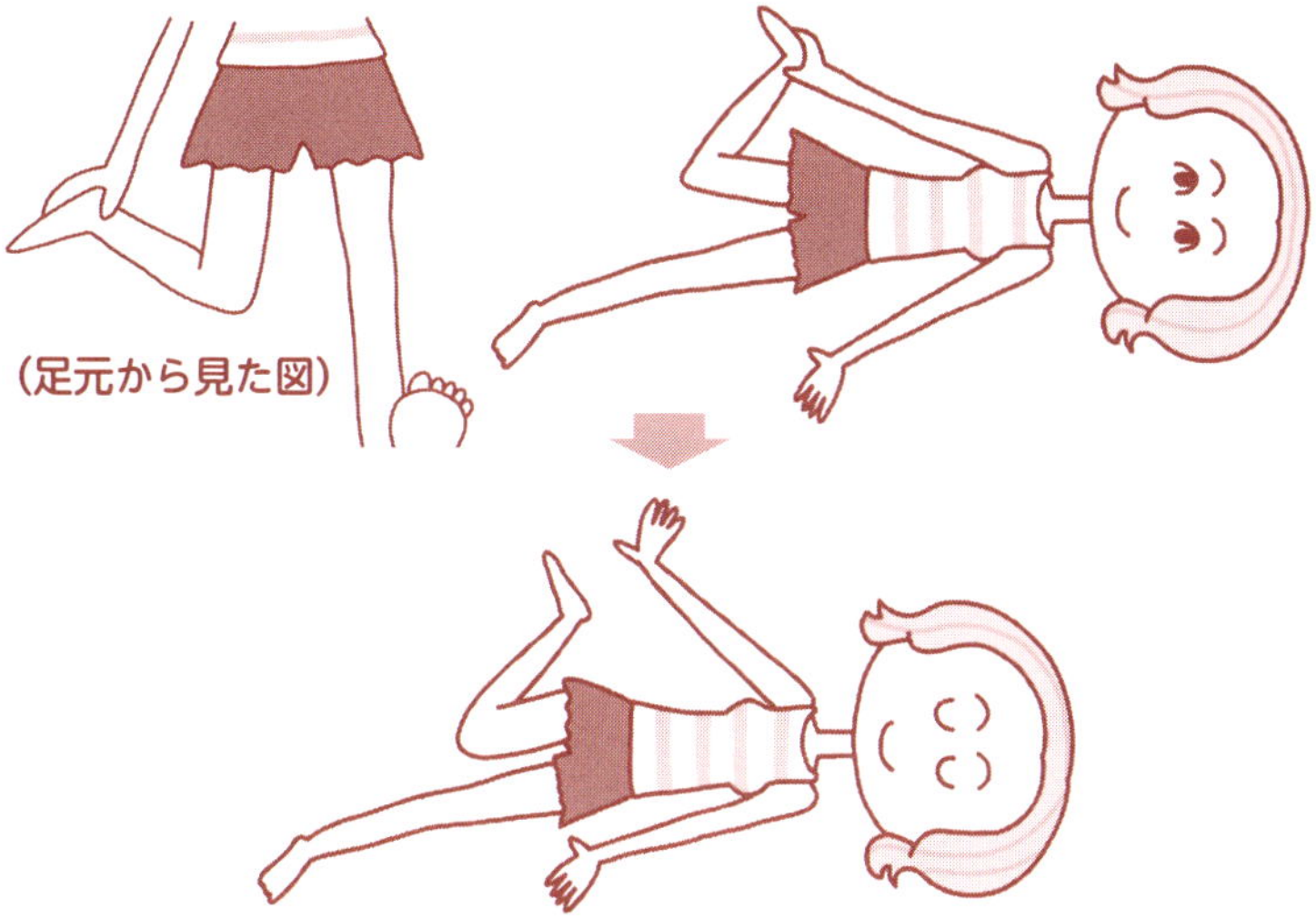

②右足のひざを立てて、内側に倒し、手で足首をできるところまで持ち上げてから、勢いよくパタンと落とす。そのままの姿勢で3呼吸。これを3回行い、左足も同様に。
寝る前に1日1回、お尻の横幅が気になる人にもおすすめ！

がに股・うち股

骨盤が開いて股関節がかたくなり、仙骨の下の力が抜けると、がに股になります。

一方、うち股は足先が内側を向いているので骨盤がしまっていると思われがちですが、骨盤が開いている人はいます。親指に重心がかかり、小指が反っていれば骨盤はしまっていますが、足の外側に重心がかかり、親指が上がっているうち股の人は、骨盤が開いています。

また、無理にうち股にすると骨盤がゆがむので要注意です。

解決法

・親指側に力を入れて歩くように意識すると、骨盤がしまってきます。

外ももが張っている

外ももが張っているのは、骨盤が開き、大腿骨が外を向いているから。さらにねじりが加わると、O脚になる可能性が高くなります。お風呂でよくもみほぐしましょう。

お風呂でもみほぐし

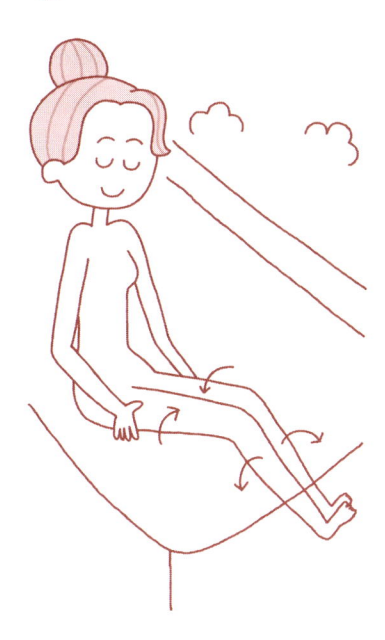

湯船の中で、太ももの外側から内側に向かって、ふくらはぎは内側から外側に向かって強めにもむ。上から下へ4回行う。

前ももが張っている

前ももが張っているのは、背中や腰が張っているため、前ももでバランスをとろうとして負担がかかるのが原因。お尻が落っこちている人が多いのも特徴です。

食べ過ぎが原因で第2腰椎がゆがんでいる人も、前ももが張ってしまいがちです。

ここでは、美肌効果、リラックス効果、下腹ぽっこり・たれ尻にも効果のあるエクササイズをやってみましょう。

ただし、腰痛のある人は、様子を見ながら行ってください。

正座エクササイズ

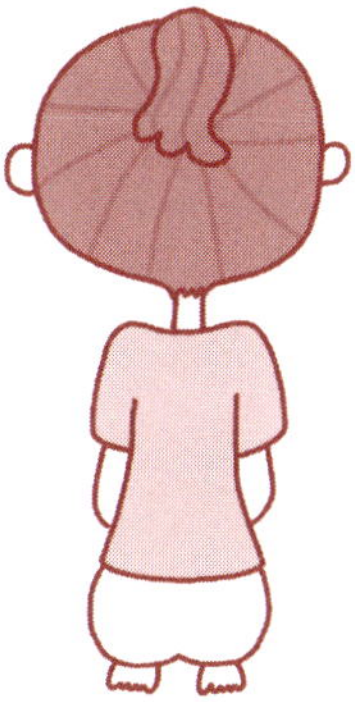

①足の指を重ねないようにして正座をする。

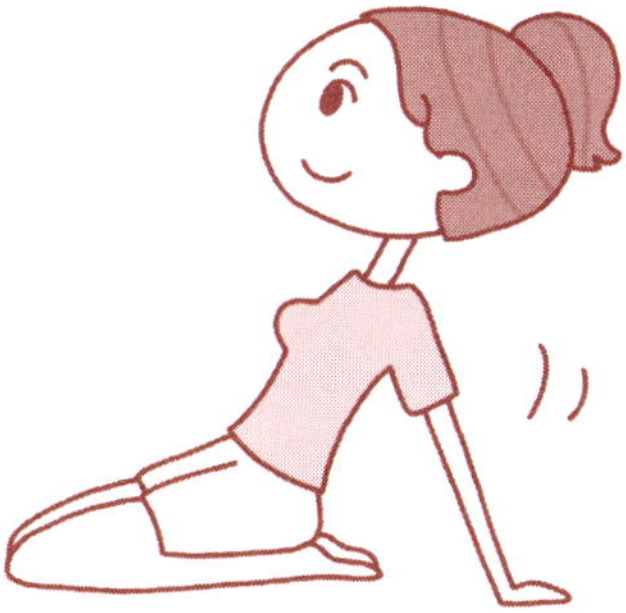

②そのままゆっくり後ろに手をついて倒れる。
腰に痛みを感じるようなら、痛くないところで止めてＯＫ。(次ページにつづく)

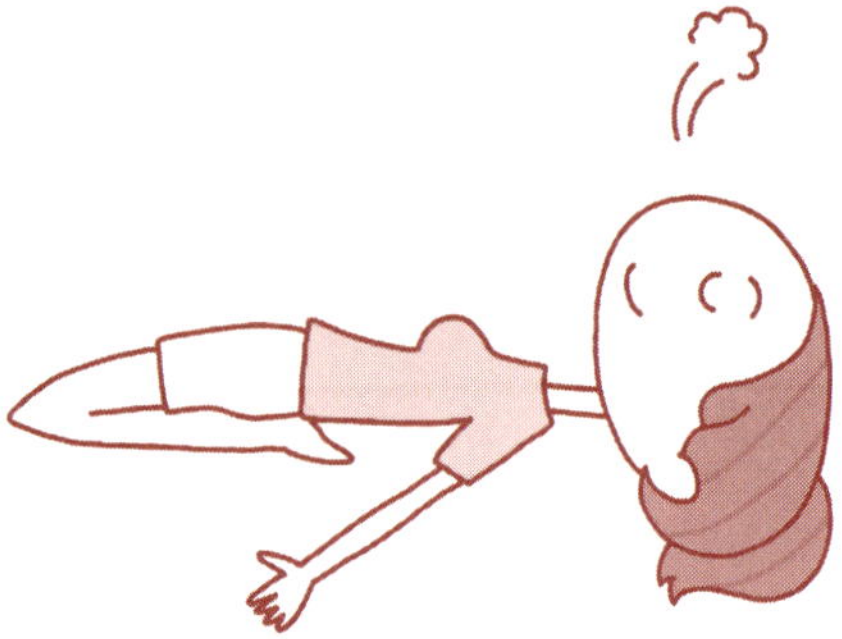

③上体を倒したままでゆっくり5回呼吸する。

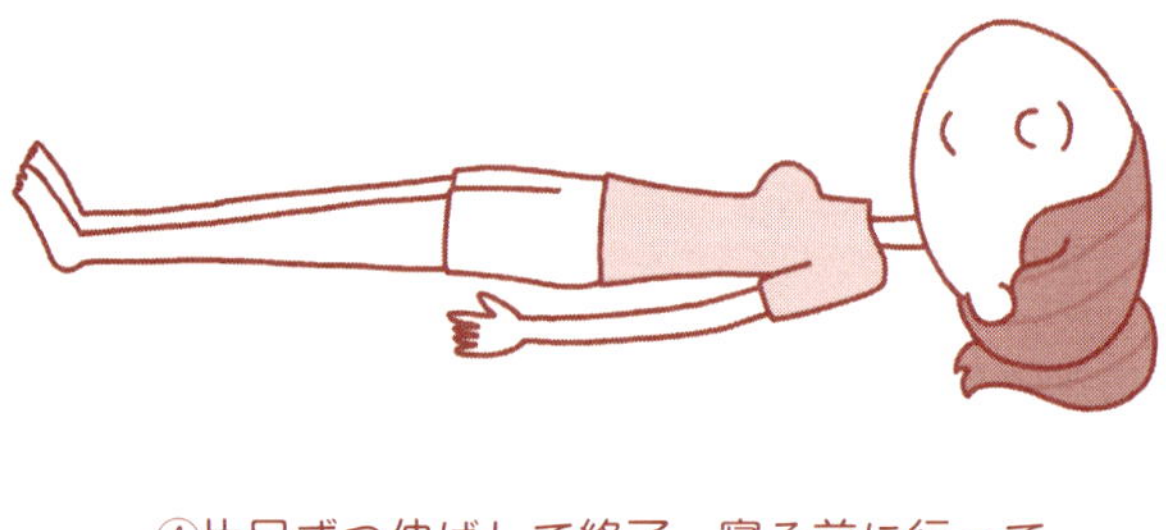

④片足ずつ伸ばして終了。寝る前に行って、
そのまま眠ってしまってもOK。

内ももの肉

内ももの肉がたぷんたぷんしているのは、水太りが原因であることが多いのです。水太りの場合、脂肪よりもやわらかいのが特徴です。

内ももの肉を撃退するために、2つのエクササイズを紹介します。

「足首上げ下げ」は、腸骨筋、大腰筋がしまりやすくなり、女性らしいなだらかなお腹になります。足も細くなるのでおすすめです。

また、左足の太ももには膀胱と密接に関係する腎経《じんけい》という経絡がありま す。「左足内もものもみほぐし」を行うと、とくに膀胱炎になりやすい人や尿が出にくい人に効果があります。顔のむくみにも効くので、ぜひ試してみてください。

足首上げ下げ

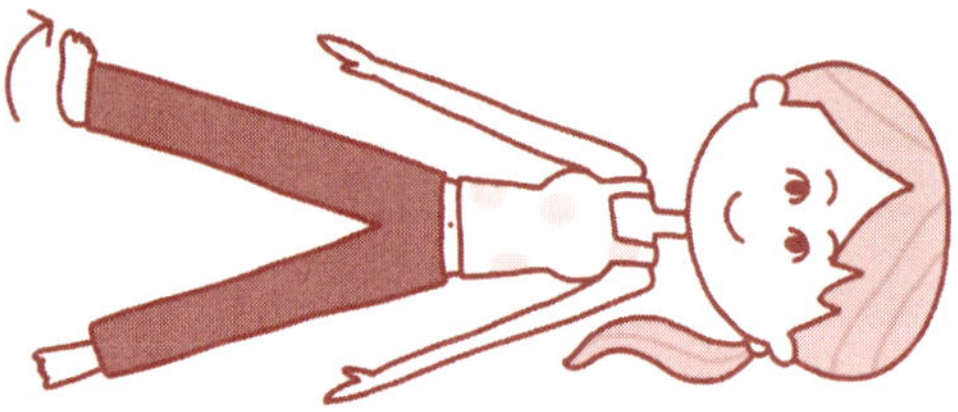

①あおむけになり、右足を外側に倒す。

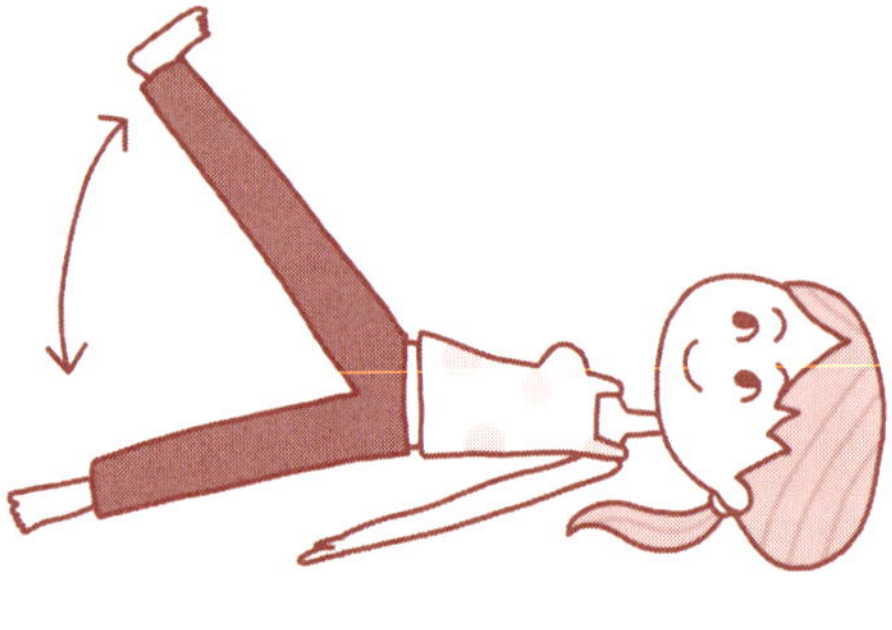

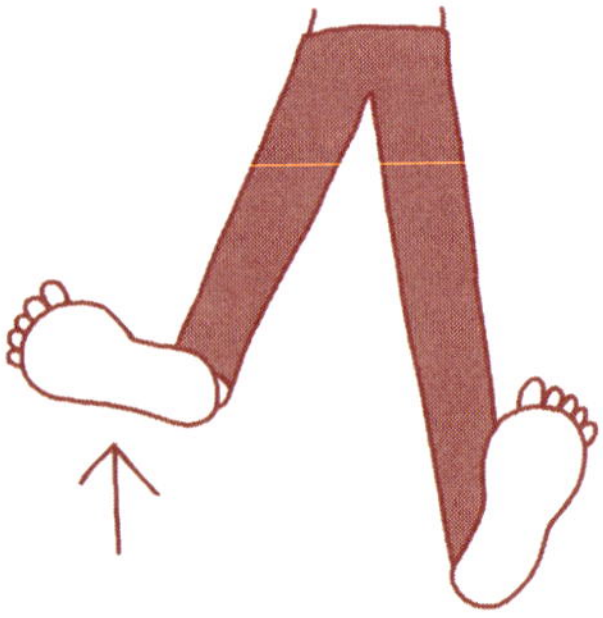

（足元から見た図）

②その形のまま、右足を床につけないようにしながら10回上げ下げする。左足も同様に。床に座って行ってもOK。

左足内もものもみほぐし

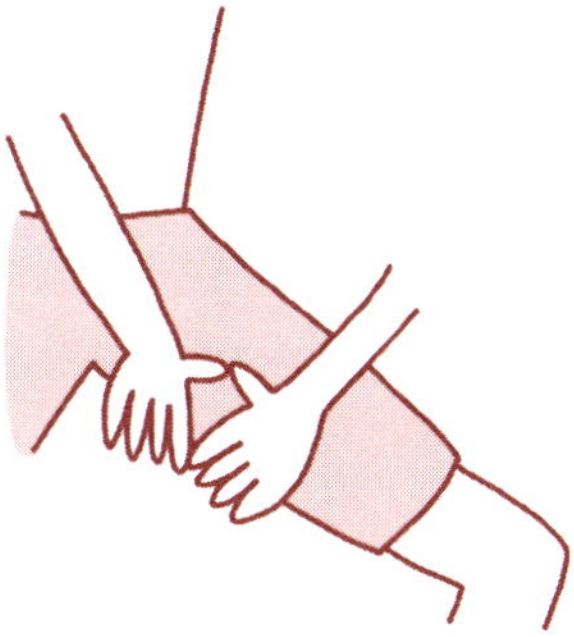

①左足の内ももにある、筋肉の下の奥深いところに指をかける。

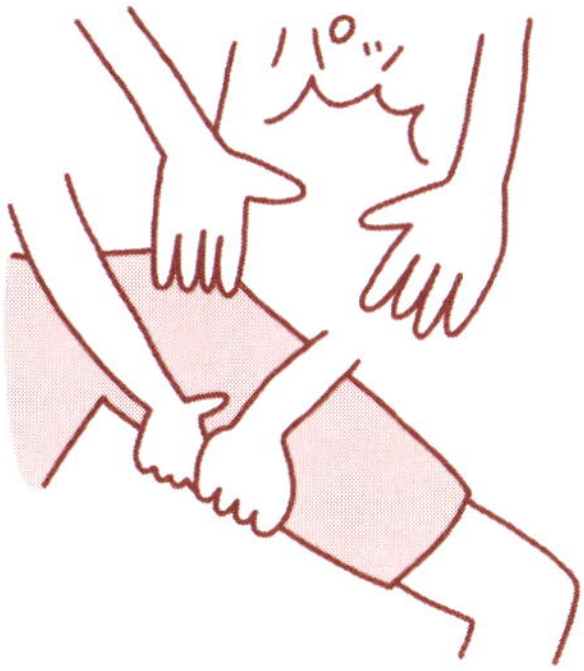

②筋肉をはじくようにもみほぐす。

ふくらはぎが筋肉質

筋肉質な足になるのはスポーツが原因のことが多いですが、筋肉は脂肪よりも落としにくいのが問題です。

とくに、体を片方にねじる、ゴルフやテニスなどのスポーツは、骨盤がゆがみ、足が太くなりやすいので注意が必要です。

ランニングを行うと、やせて足も細くなると思っている人も多いかもしれませんが、親指に重心をかけて骨盤がしまりやすいという点では、ランニングよりウォーキングのほうが、きれいな足への近道と言えるでしょう。

筋肉質なふくらはぎは、骨をトントンたたくことで、形を整えることができます。

骨トントン

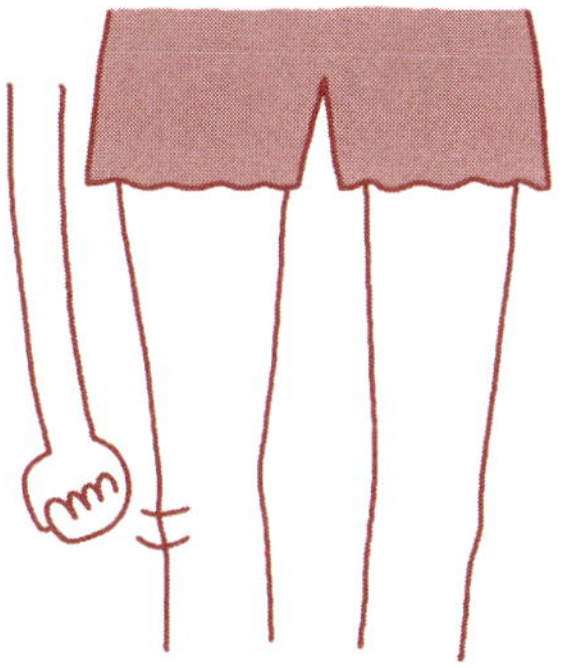

①ひざの外側の骨が出っ張っている部分を、トントトンと、リズミカルに3回たたく。

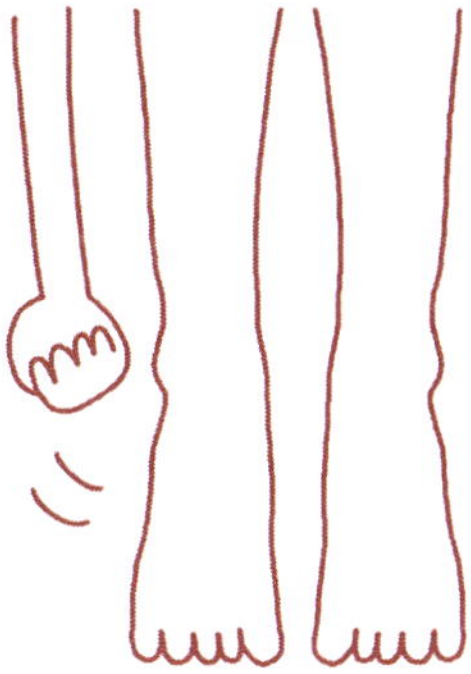

②くるぶしを3回たたく。これを10セット行い、反対の足も同様に。

足首が太い・むくみ

食べ過ぎると、右足首が太くなり、肝臓の機能が下がっていると、左足首が太くなります。

胃や肝臓が拡張すると、第2腰椎に影響し、ゆがみによって足首の骨が横に離れて太くなってしまうのです。

むくみ解消には、40ページを参考に、朝、足湯を行うのがおすすめです。また、全身浸かる入浴の場合は、42度以上の熱いお湯に浸かりましょう。

このとき、水分が不足しないよう、水をちびちび飲むのがポイント。気持ちよさがなくなったら、お湯から上がるタイミングです。

かかとを突き出すエクササイズも、ほっそりした足首をつくるのに効果的です。

かかと突き出し

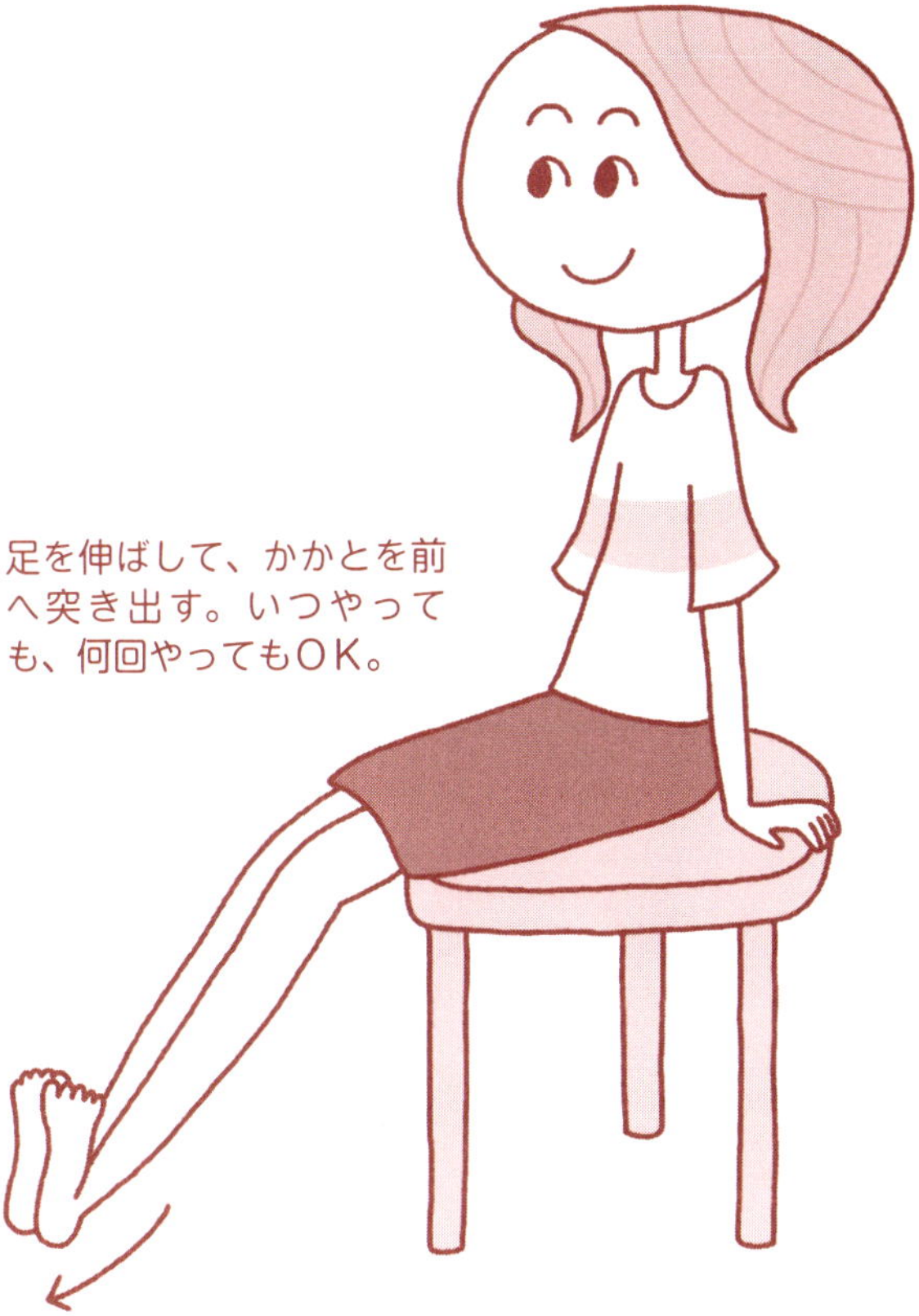

足を伸ばして、かかとを前へ突き出す。いつやっても、何回やってもOK。

冷え

体温を調整する第4腰椎にゆがみがあると、冷え性になる可能性も。また、そけい部（太ももの付け根あたり）がかたいと血液の循環やリンパの流れが悪くなり、下半身や生殖器周辺の血行が悪くなって冷えやすくなるので、ここをゆるめることも大切です。

ゆがみを解消することで、血行をよくして体の内側を温めることができます。

血行を促進するビタミンE、末梢への血流を促すビタミンB_{12}のサプリメントも必要に応じて取り入れてみるとよいでしょう。

次のエクササイズやツボ押しで、冷えを防ぎましょう。

息止め足踏み

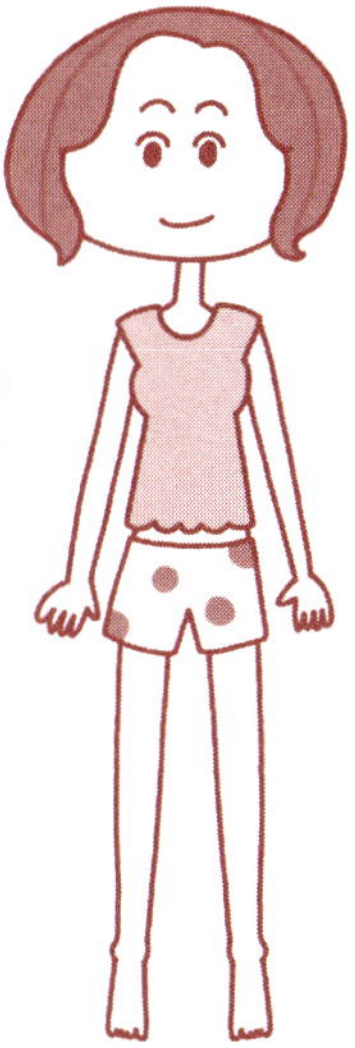

①足を腰幅に開いて立つ。胸をはって胸郭を開き、足の親指側に体重をかける。うち股ぎみを意識して。

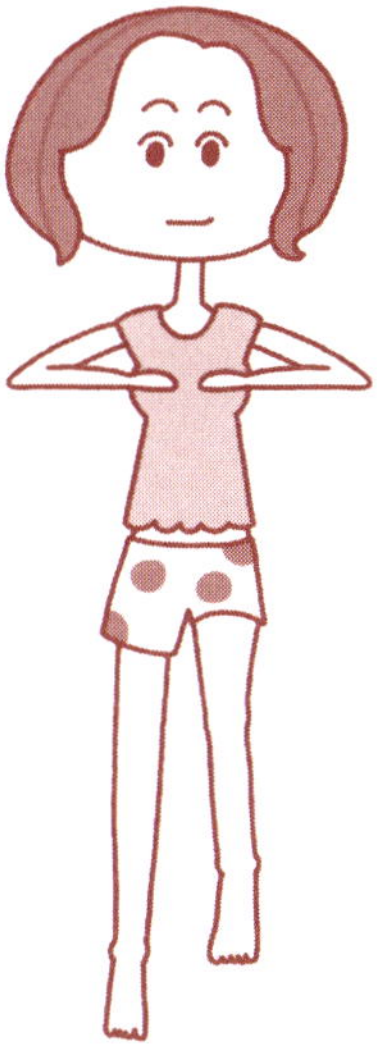

②息を大きく吸って止めたら、両腕を折り曲げて胸の前でキープ。ひじと肩の高さが水平になるように。手のひらは下に向けて。

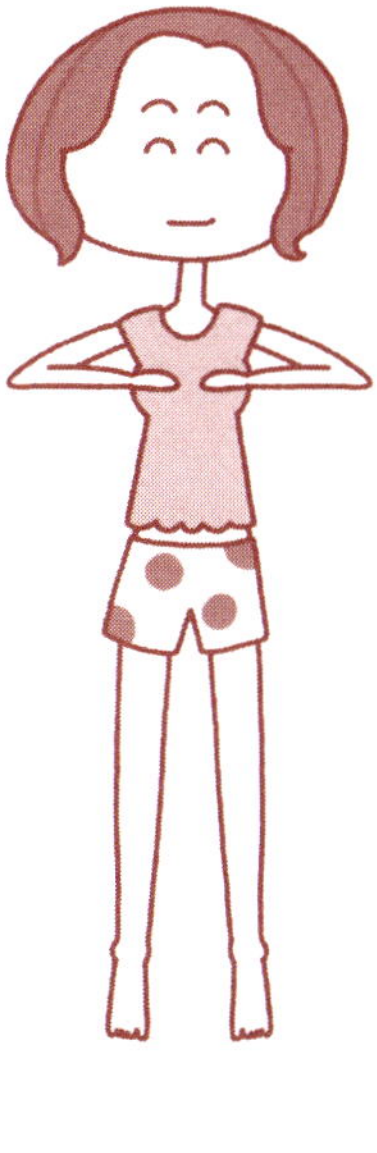

③息を止めたまま足踏みをする。苦しくなったところで足を止め、親指に体重をかけたまま、息を吐く。

太もも折り曲げ

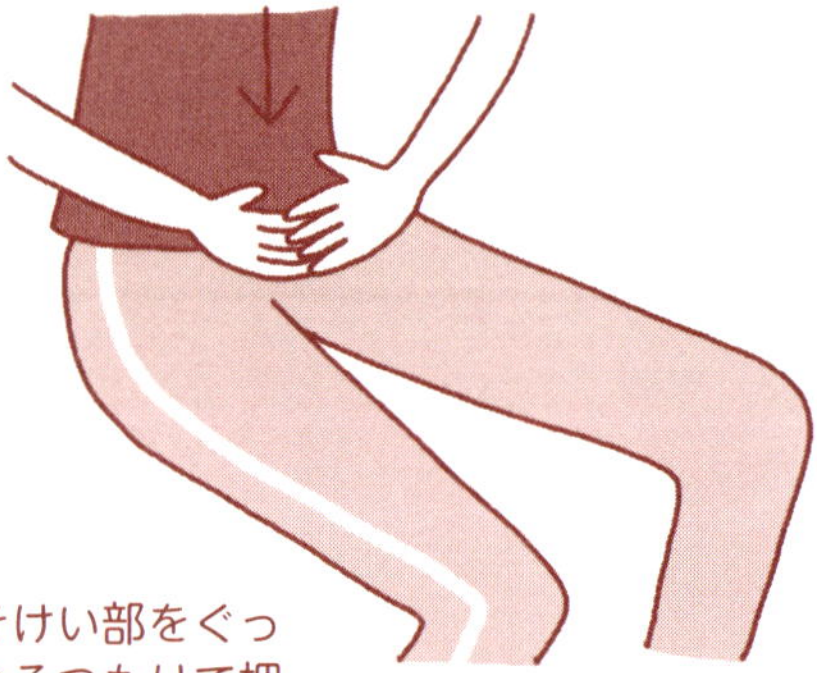

①手の側面でそけい部をぐっと、血を止めるつもりで押さえる。

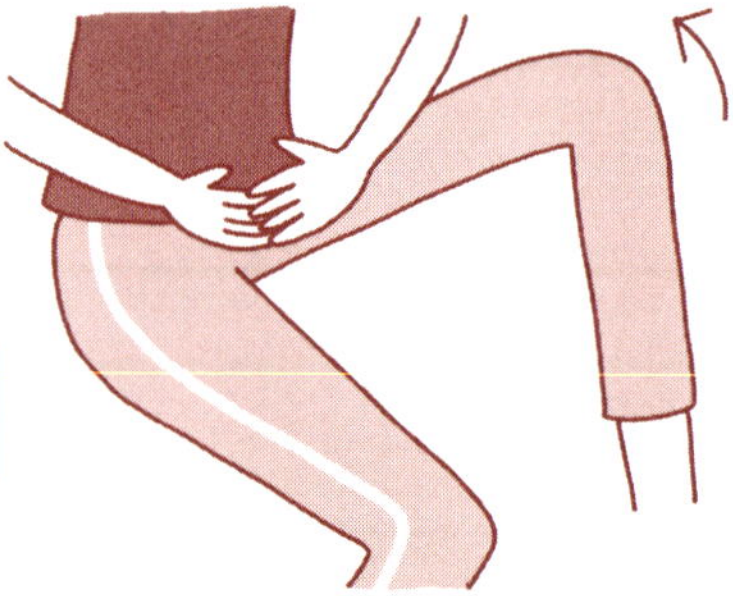

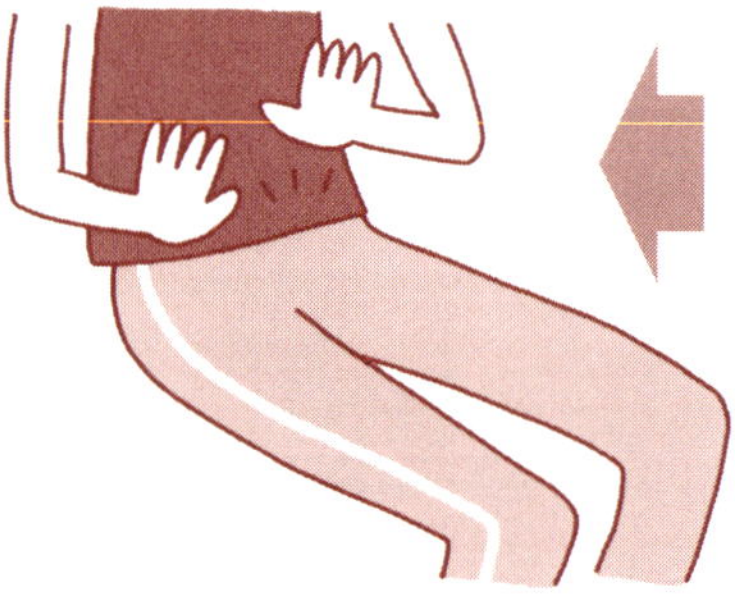

②そけい部を押さえたまま、太もも部分を折り曲げたり伸ばしたりしてから、ぱっと離す。左右各3回行う。

体を温めるツボ押し

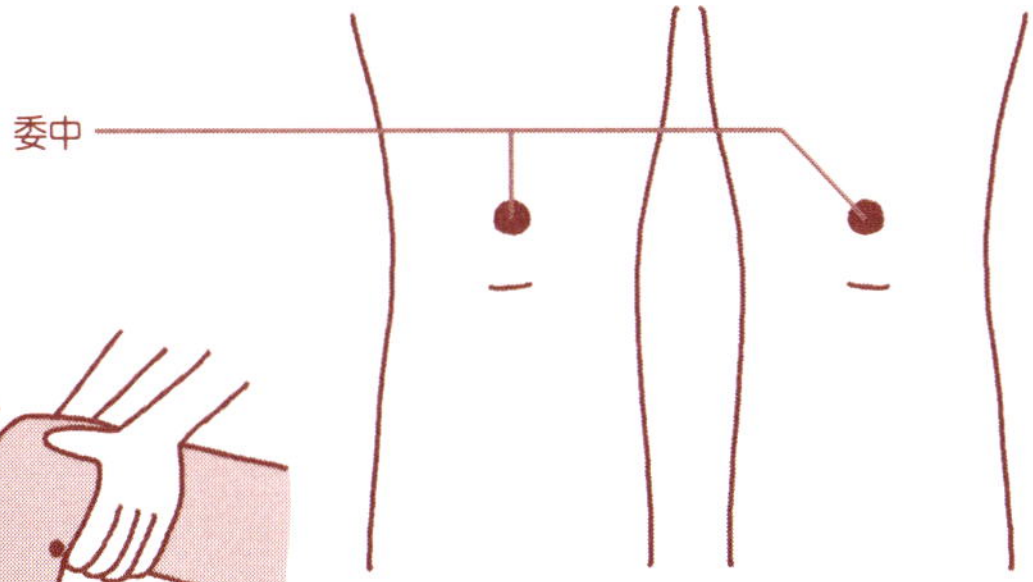

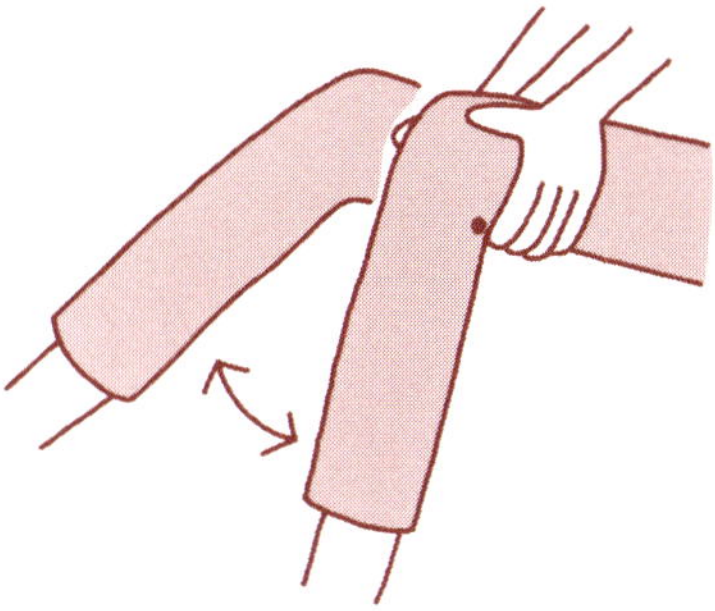

①ひざの裏の真ん中にある動脈（委中というツボ）を押したまま、ひざ下を曲げ伸ばす。

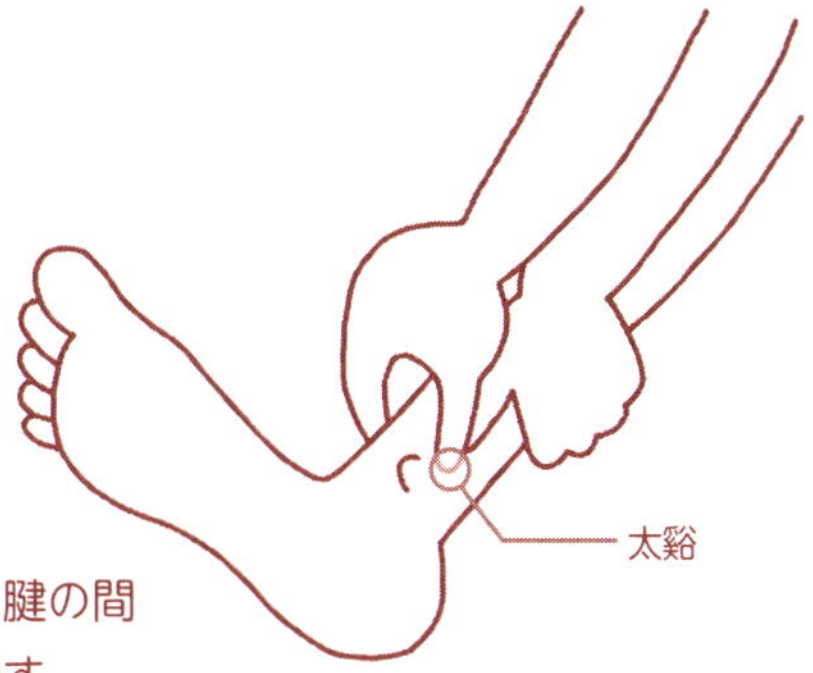

②内くるぶしとアキレス腱の間（太谿《たいけい》というツボ）を押す。

外反母趾

外反母趾《がいはんぼし》に悩んでいる女性は多いのではないでしょうか。

つま先の細い靴やハイヒールをはくことが原因で足の親指がねじれ、小指のほうへ曲がってしまう外反母趾になることが多いです。

親指がねじれると、骨盤のねじれにも影響し、体全体のゆがみにもつながります。

親指をひねってねじりを正すことと、足の指の骨を正しい位置に戻すことで改善していくので、ぜひやってみてください。

足指ねじり

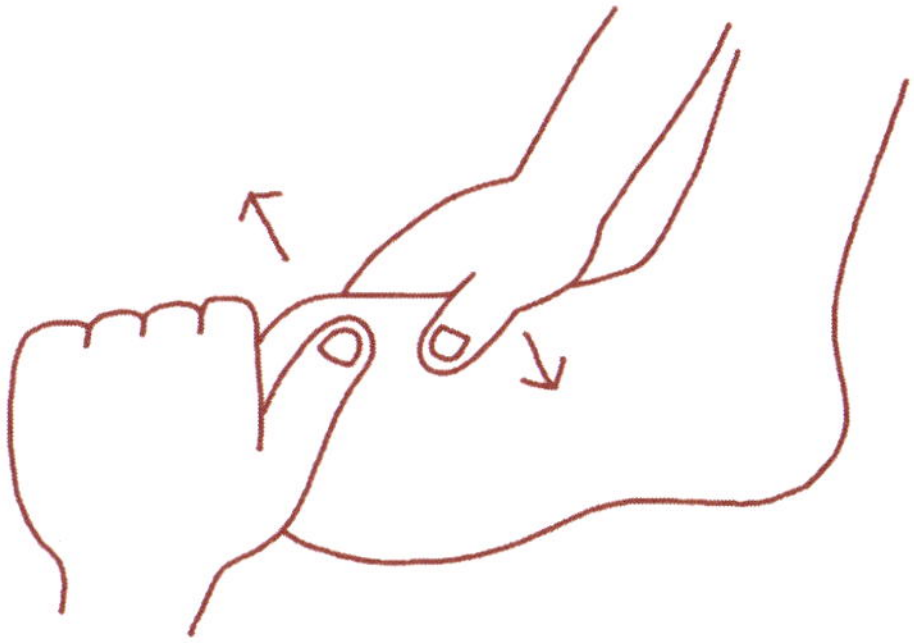

①足の親指部分と、甲の部分を手で逆方向にねじる。

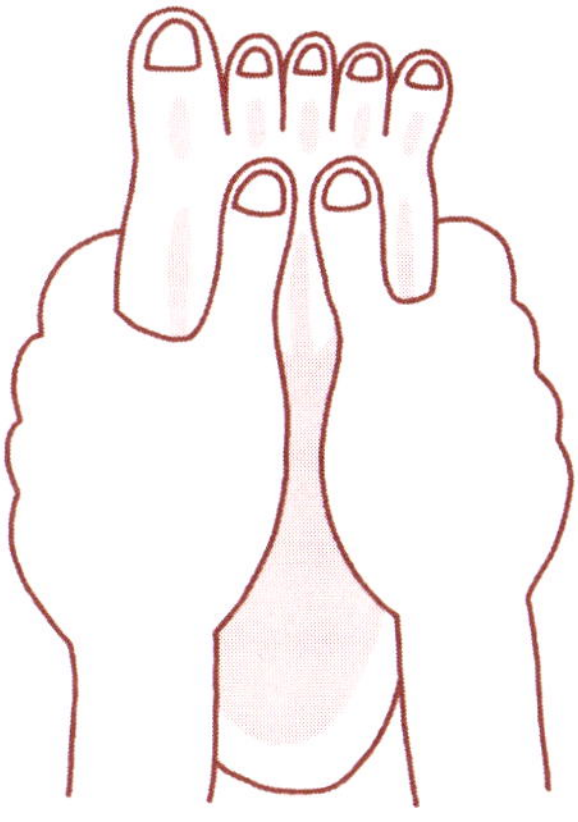

②足の指の骨と骨の間を気持ちいい程度に押して、骨と骨の間隔をそろえる。お風呂の中で行ってもＯＫ。

下腹部ぽっこり

体全体はほっそりしているのに、下腹部だけぽっこりと出ていて太って見えてしまう女性は多いです。

下腹部だけぽっこりしている人は、胃下垂や、第1腰椎がゆがんでいること、内臓の位置が下がっていることが原因として考えられます。

腹式呼吸を行うと、腹横筋がついて女性らしい、なだらかなお腹になれます。

朝目覚めて一番にベッドの中で寝たまま行うのがおすすめです。一日中、腹式呼吸をしやすくなるはずです。

腹式呼吸

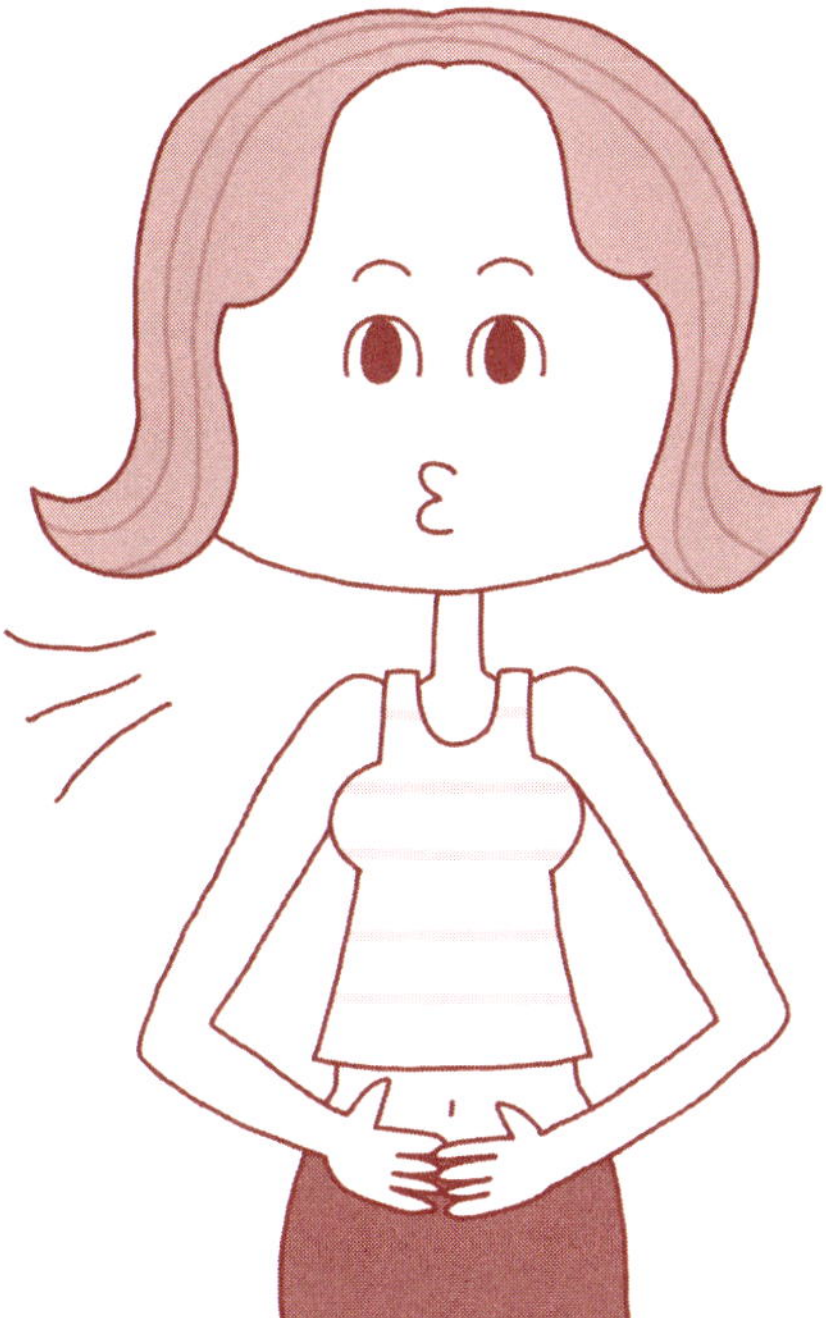

おへその下に手を当てて、お腹をふくらませたり、へこませたりする。呼吸は口からでも鼻からでもどちらでもOK。気持ちいい程度にくりかえす。

コラム3 不思議なやせるツボ

24時間でやせるツボ

おへそから指4本分まっすぐ下がった位置が「関元《かんげん》」のツボ。そこから左に指1本分のところのツボが24時間で体重が減る不思議なツボです。両手の指で深く押していき、止まったところで20呼吸。

なぜやせるのかはわかっていませんが、このツボを押すと、翌日には、最高で2・5キロ、少ない人でも0・5キロ減り、太っている人ほど効果は大です。ただし、やせすぎの方にはあまり効果が出ない場合があります。

むくみをとる右腹のツボ

おへそと、右腰骨の最も飛び出した部分を直線でつないで、腰骨から指3本目のところがむくみに効くツボです。両手の指で深く押していき、止まったところで20呼吸。

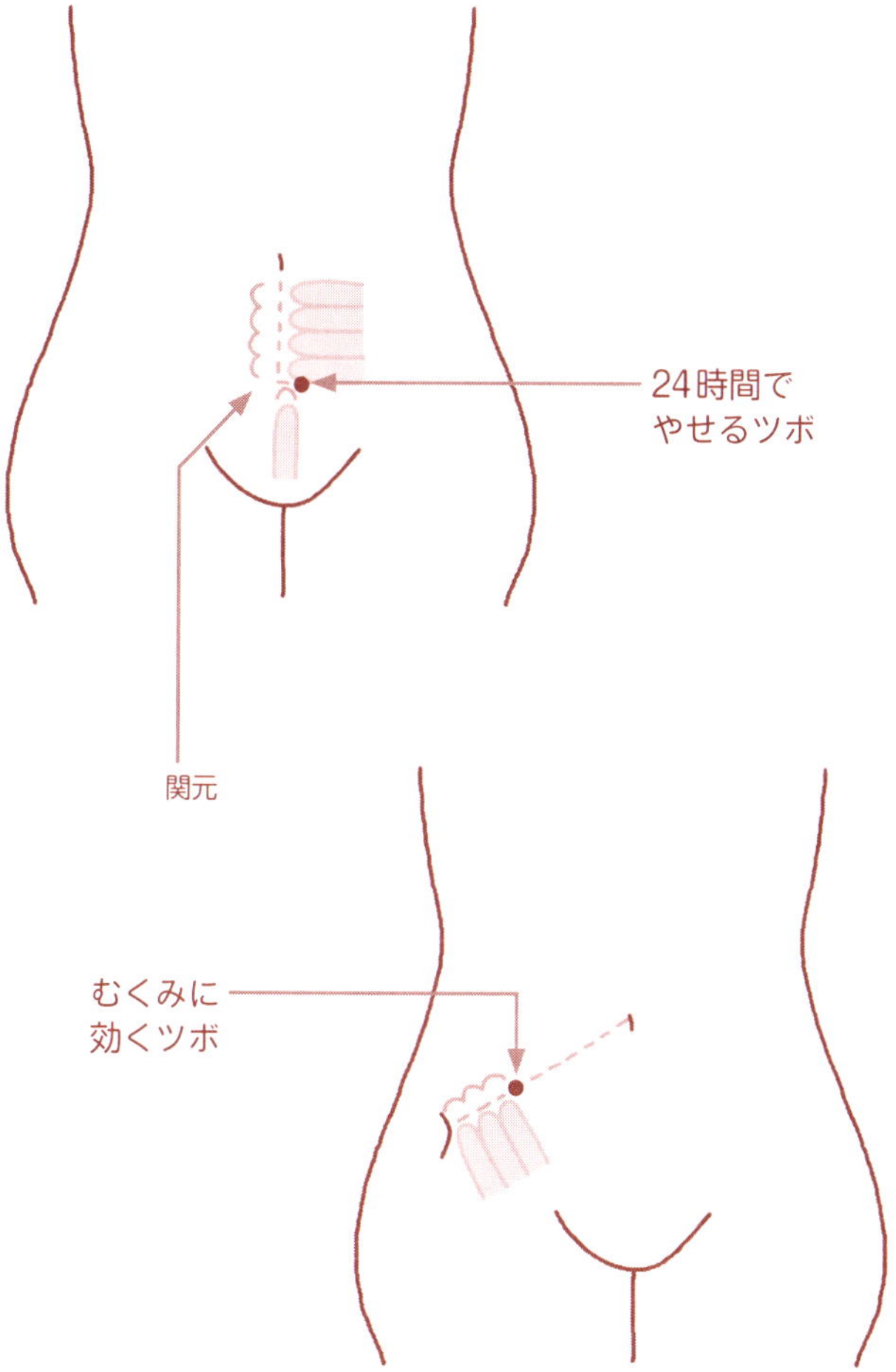
24時間で
やせるツボ
関元
むくみに
効くツボ

むくみをとる足のツボ

足の第2指と第3指の間の延長線上にあるくぼみが「陥谷《かんこく》」のツボ。左足の「陥谷」だけを手の親指を縦にしてグリグリ押しします。しこりがなくなるまでもみほぐすと、むくみが消えます。

内くるぶしの下をぐりぐり押すのも、むくみ解消効果が期待できます。

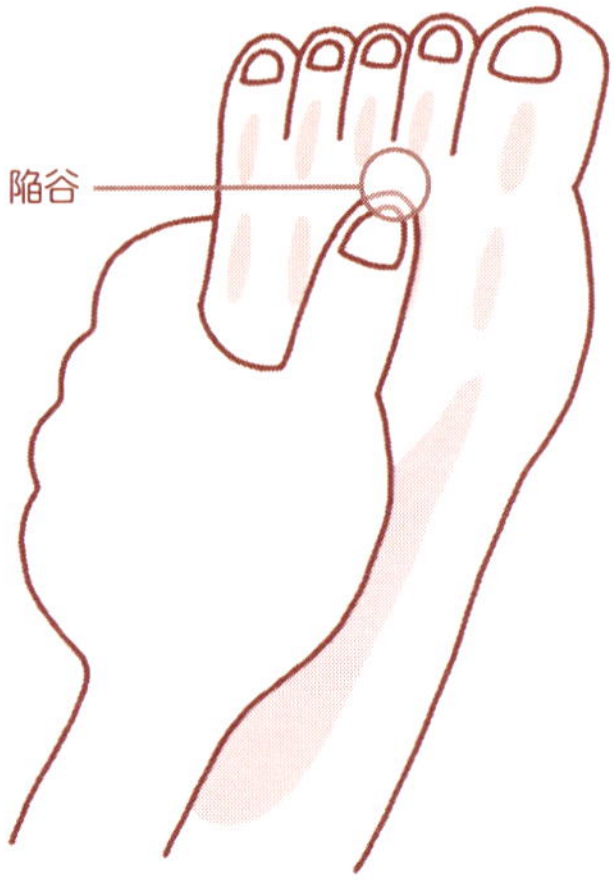

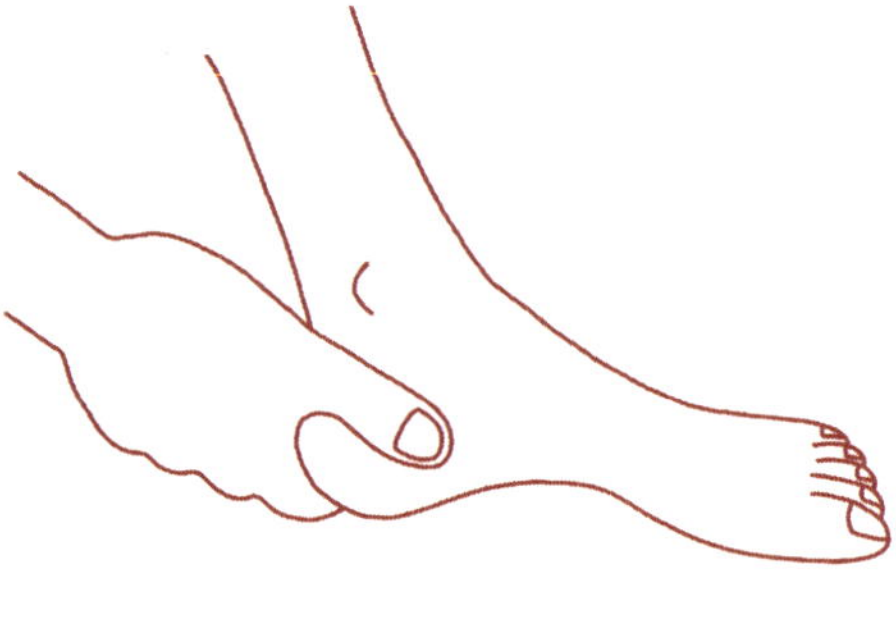

4章
番外編

不調に効く ちょこっとエクササイズ

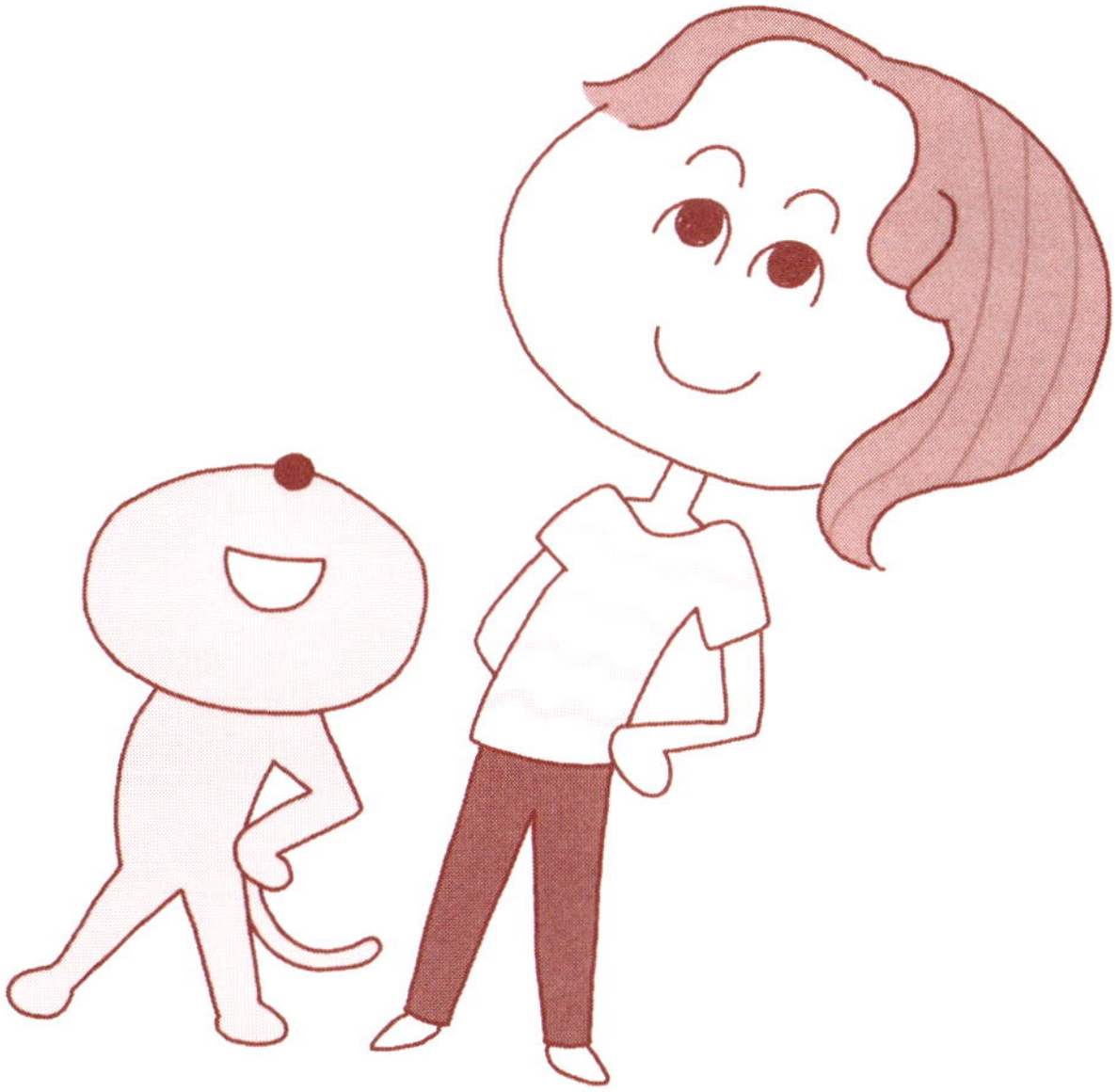

月経直前・月経中の不快に効くエクササイズ

月経直前や月経中は骨盤が開くため、骨盤をしめる「ゆがみリセットエクササイズ」はお休みしてください。

しかし、背骨をねじる「むくみ解消エクササイズ」はいつ行っても問題ありません。

ほかにも、月経直前や月経中の不快感を軽減するエクササイズをご紹介します。

まずは、次のページで、自分が月経直前・月経中にどのように体が変化するタイプなのか、チェックしてみましょう。

あなたの月経直前・月経中の症状をチェック

あおむけになって、ひざを立て、足を腰幅程度に開きます。
左右にひざを倒してみてください。

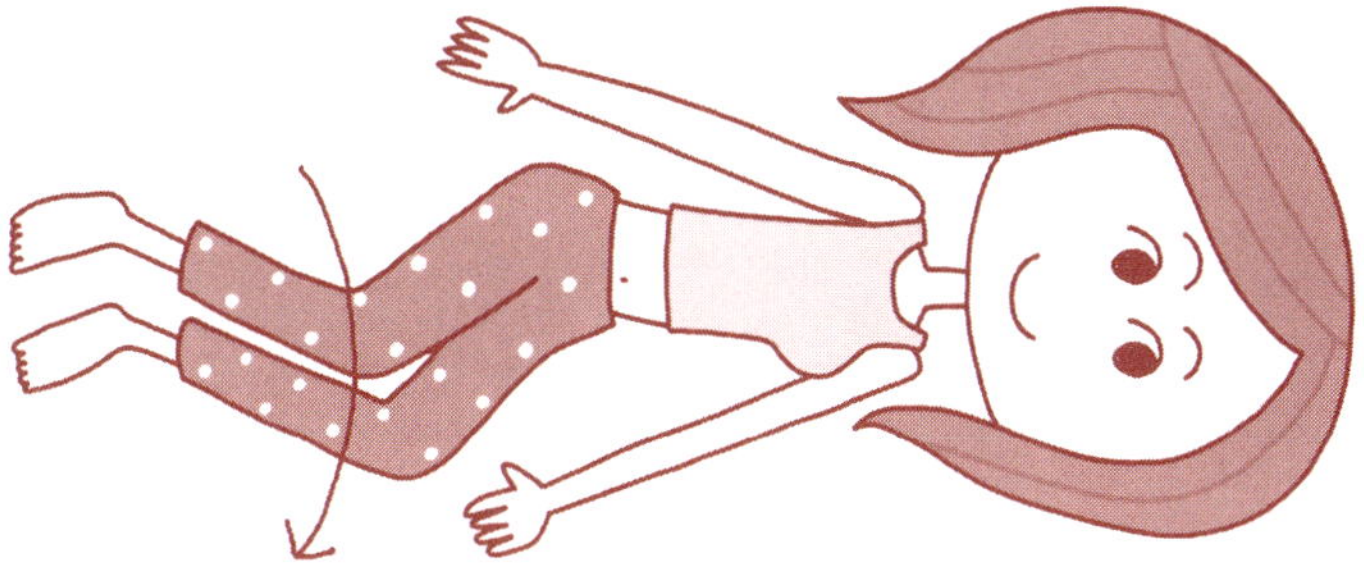

右に倒しづらい人

月経前に下痢をする、月経痛がある人が多いでしょう。

左に倒しづらい人

月経前にむくむ、便秘になる、過食する人が多いでしょう。

ひざを倒すことで、第3腰椎のねじれ具合がわかります。左にねじれていると、消化器系に影響し、むくみや過食が現れます。右にねじれていると、子宮や卵巣に影響し、月経痛を引き起こします。

次のエクササイズをすると体がラクになっていくはずです。

ひざ抱えエクササイズ

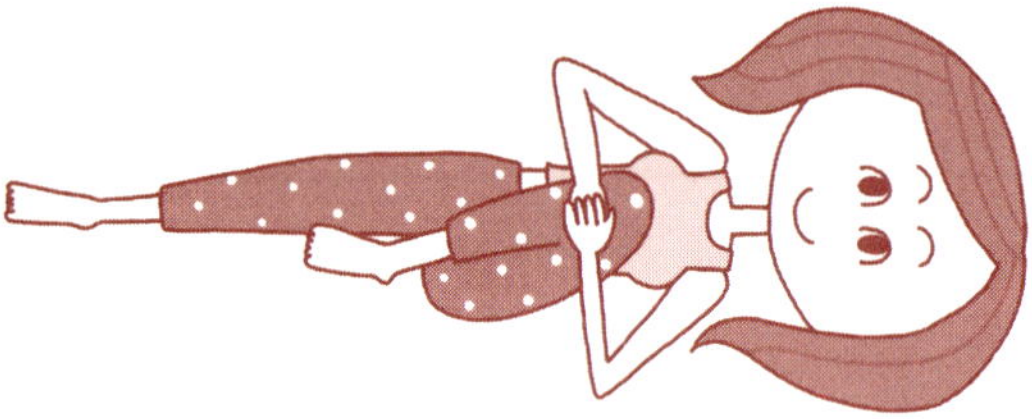

①あおむけに寝て、チェックのときに倒しやすかった側のひざを、反対の胸に近づけて抱える。

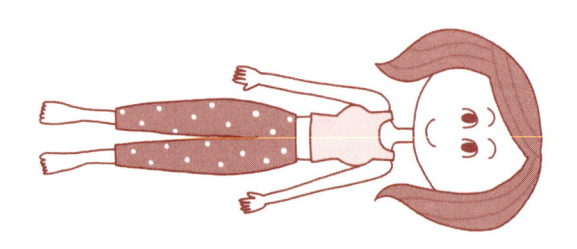

②限界までぐっと抱えたら、一気に手を離して太ももを伸ばして脱力。

食欲サヨナラ体操

「1分！　背骨ねじりダイエット」を行うと、頭骨がしまって食欲が正常に戻るため、食事量が減ります。

しかし、急に食事量が減ると、慣れないうちは空腹でめまいがしたり、イライラしたりすることもあるでしょう。

これを解消するために、寝る前に1回だけ、第11胸椎を刺激するエクササイズを行ってください。

第11胸椎は、副腎の中枢なので、この骨を調整すると空腹によるフラフラやイライラを解消。

花粉症などアレルギーにも効果が期待できます。

空腹のイライラを解消する第11胸椎体操

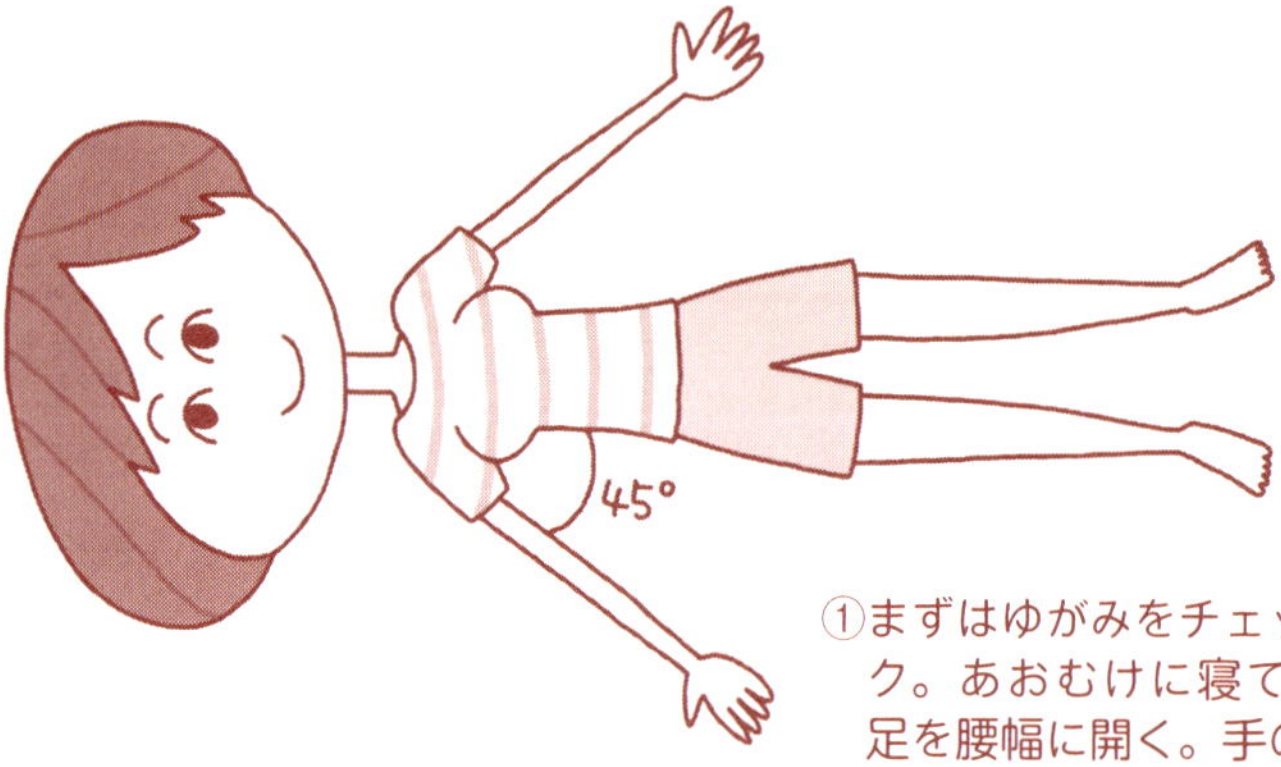

①まずはゆがみをチェック。あおむけに寝て、足を腰幅に開く。手のひらを上にしてわきを45度開く。

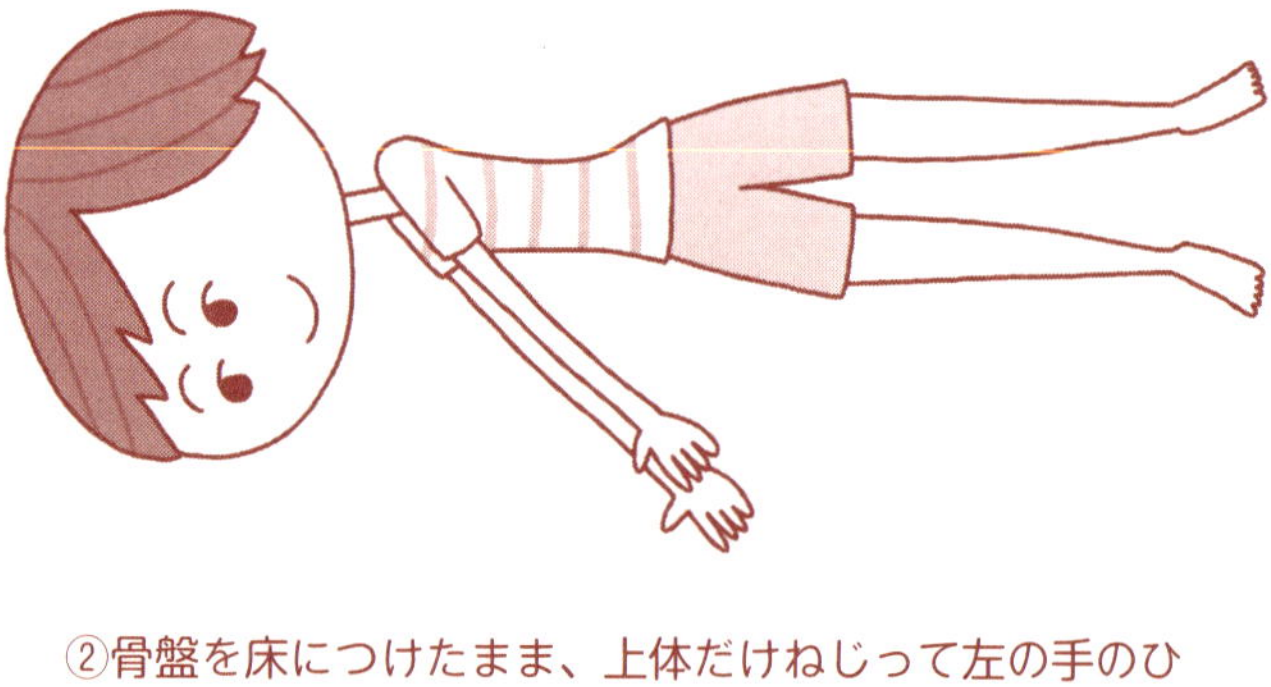

②骨盤を床につけたまま、上体だけねじって左の手のひらを右の手のひらに近づける。反対側も同様に行う。どちらのほうがねじりにくいか、チェック。

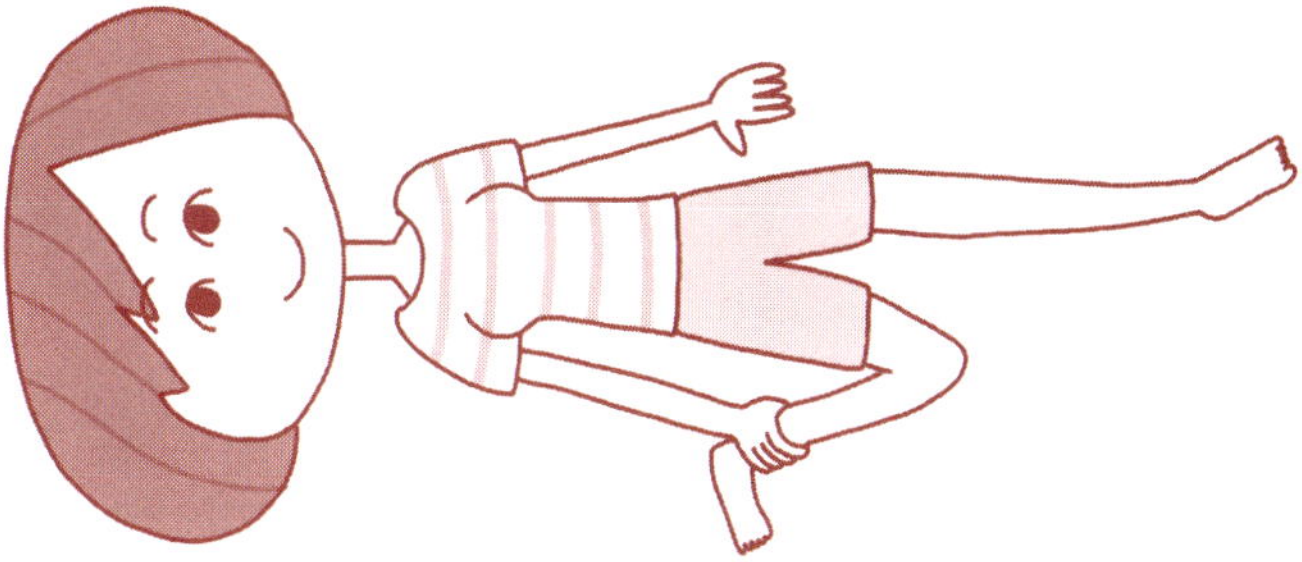

③右がねじりにくい場合は、右ひざを曲げて
右手で足首をつかむ。

横から見た図

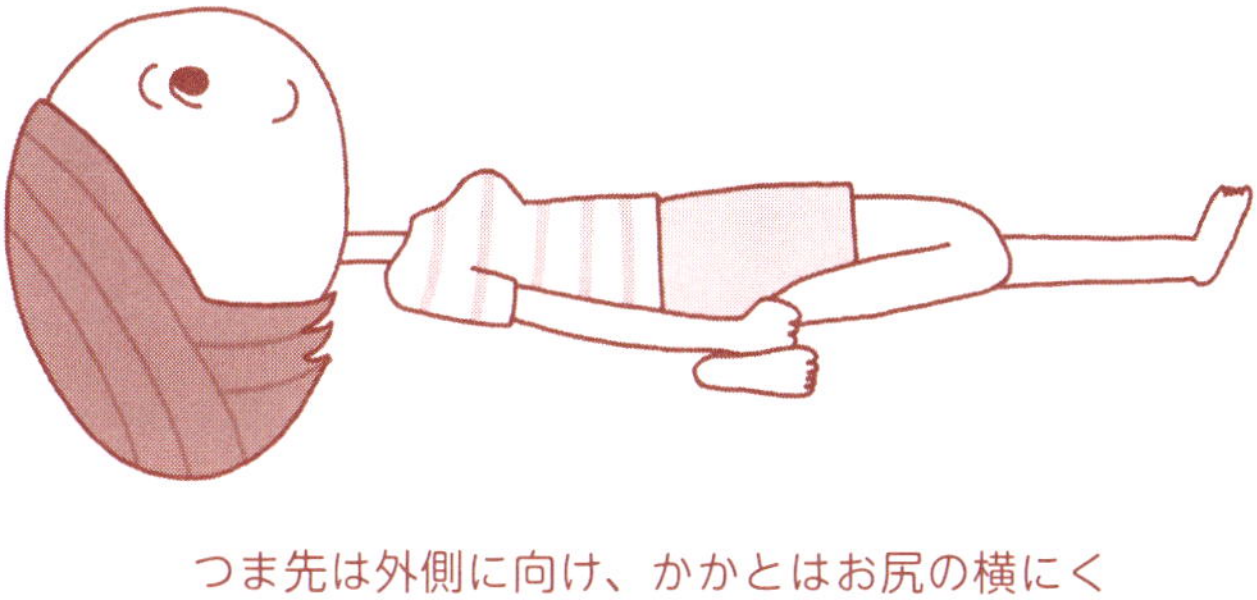

つま先は外側に向け、かかとはお尻の横にくるようにする。ひざが浮かないよう注意。(次ページへつづく)

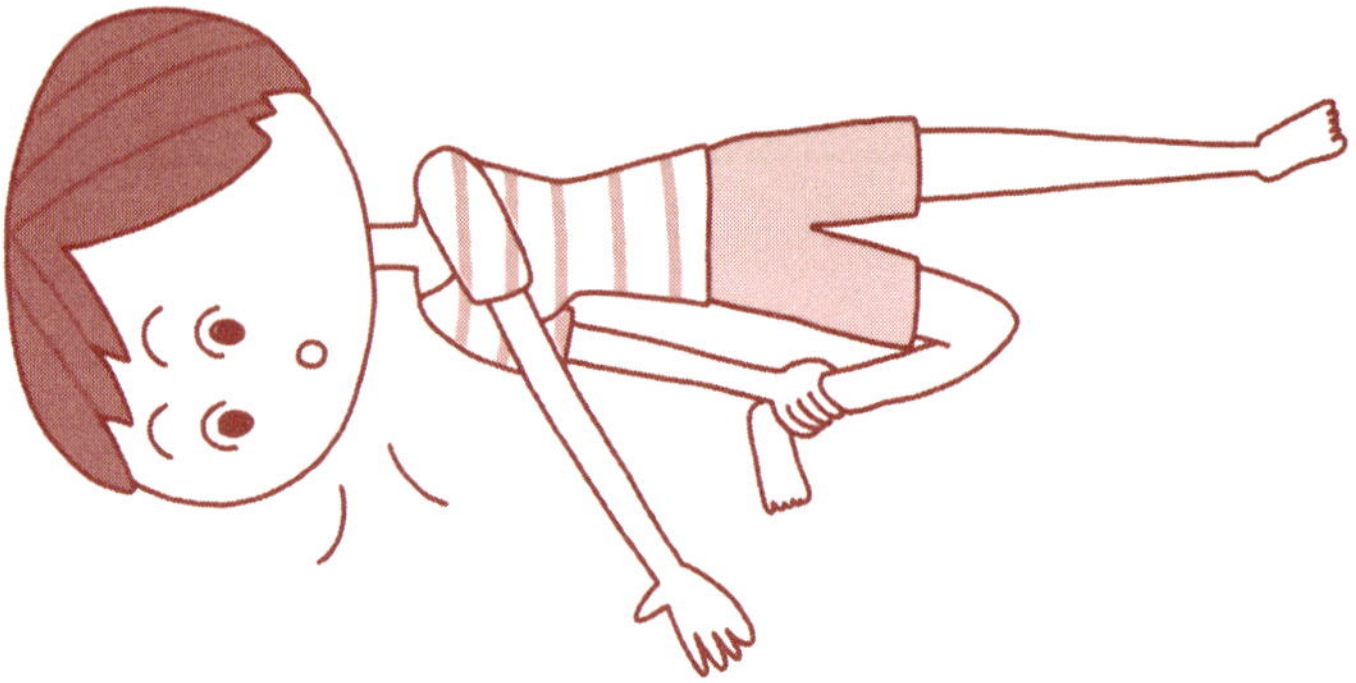

④上体をねじって、左手を右手のほうに伸ばす。腰は浮かないように注意する。
その姿勢で息を大きく吸い、吸いきったら、上体を戻しながら息を吐き、足首をつかんでいた手を離して脱力。

左がねじりにくい場合は、同じことを左足で行う。

また、右足首が左足首より太くなっているのは、胃が拡張し、第2腰椎がゆがんでいる証拠。

テープを巻くことで、猛烈な食欲を抑えることができます。

食欲サヨナラ足首テープ

①幅38ミリの医療用テープやマジックテープを、30センチくらいの長さにカットする。

②右足首に一周巻きつける。内くるぶしと外くるぶしを互いに寄せて、足首を細くしめつけるようなイメージで。

③夜寝る前にはずす。

重心が後ろにあると、太りやすい

あなたの体は重心が後ろにありますか、それとも前にありますか？

じつは後ろ重心だと、骨盤が開いてゆがみやすくなります。そして、うつむき姿勢で下腹が出てくるのが特徴で、思考がネガティブになって、ストレスをためやすくなります。いつもクヨクヨ悩んでいる人やメンタルの病気を抱えている人は、みなさん後ろ重心になっています。

一方、前重心の人は骨盤がしまりやすく、太りにくいと言えます。

自分の重心が前と後ろのどちらになっているかは、次ページのチェック法でわかります。

チェックしてみましょう

まずは、立ったまま体を前に曲げて前屈し、そのあと、腰に手を当てて後ろに体を曲げて後屈してみてください。さて、どちらがやりやすかったでしょうか。「どっちもやりづらい」という人は、骨盤のゆがみが大きい可能性があるので要注意。

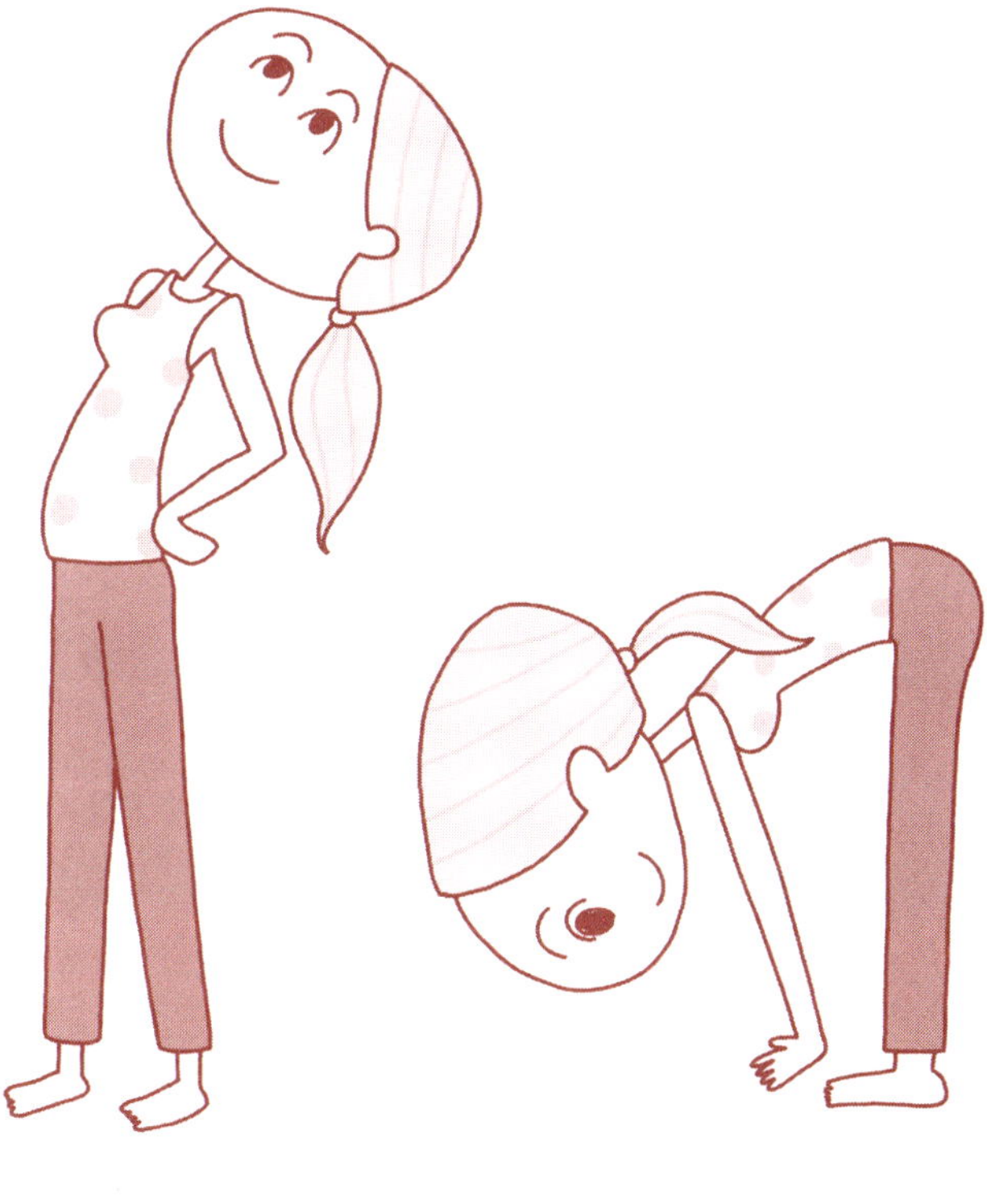

前屈のほうがやりやすい人

前に重心があります。太りにくいですが、頭が疲れたり、胃下垂になりやすいことも。のっぺりした体形やストレートネックの人が多いのも特徴です。後屈がとてもやりづらいなら、骨盤がしまりすぎている可能性があります。

足のかかと側にものをはさむと後屈しやすくなるので、試してみてください。

後屈のほうがやりやすい人

後ろに重心があります。脂肪がつきやすく、全体的に太っている人が多いのが特徴です。お尻が下がり、下腹が出てしまいます。ネガティブになりやすいので、うつ病やパニック障害など、メンタルの病気に注意が必要です。

足の親指側にものをはさむと前屈しやすくなるので、やってみてください。

春夏秋冬エクササイズ

整体の世界では、春は頭（神経・精神）系、夏は消化器系、秋は呼吸器系、冬は泌尿器系が弱り、病気になりやすいと言われています。

春は暖かくなることで、冬の間にたまっていた毒素を肝臓が一気に排出し、自律神経のバランスを崩しがちに。うつ病などメンタルな病気が増える季節でもあります。

夏は暑さで冷たいものを摂り過ぎるため、胃腸など消化器系に影響が出やすくなるでしょう。

秋は、朝晩が冷えるようになり、空気が乾燥します。のどや鼻を傷め、肺に影響を及ぼすので、風邪など呼吸器系の病気が増えます。

冬は、なんといっても冷え。腎臓や膀胱などの泌尿器系が弱り、トイレが近くなったり、むくみがおこりやすくなるのです。

このように季節によって、弱る器官があるので、それぞれの季節で気をつけるようにすれば、病気を防ぎやすくなります。季節の変わり目を乗り切りましょう。

春

骨盤が開きやすい季節ですが、必要以上に開いている場合は、しめる必要があります。

骨盤が開き過ぎている人は、後ろ重心の人が多く、頭骨もゆるんでいるので、目が疲れたり、首がこったり、五月病になったりしやすいのです。

次のエクササイズで重心の位置を整えましょう。

前重心を治す体操

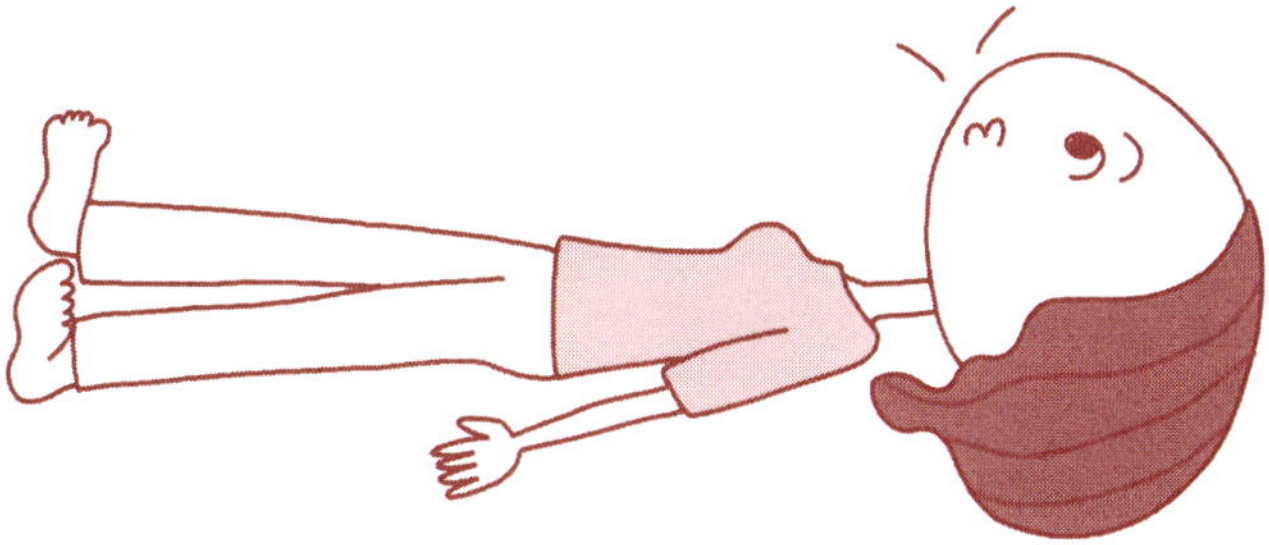

①あおむけに寝て、足を腰幅に開く。
②かかとを思い切り突き出す。**息を吐きながら**、ふくらはぎが床から少し離れる程度に両足を持ち上げる。

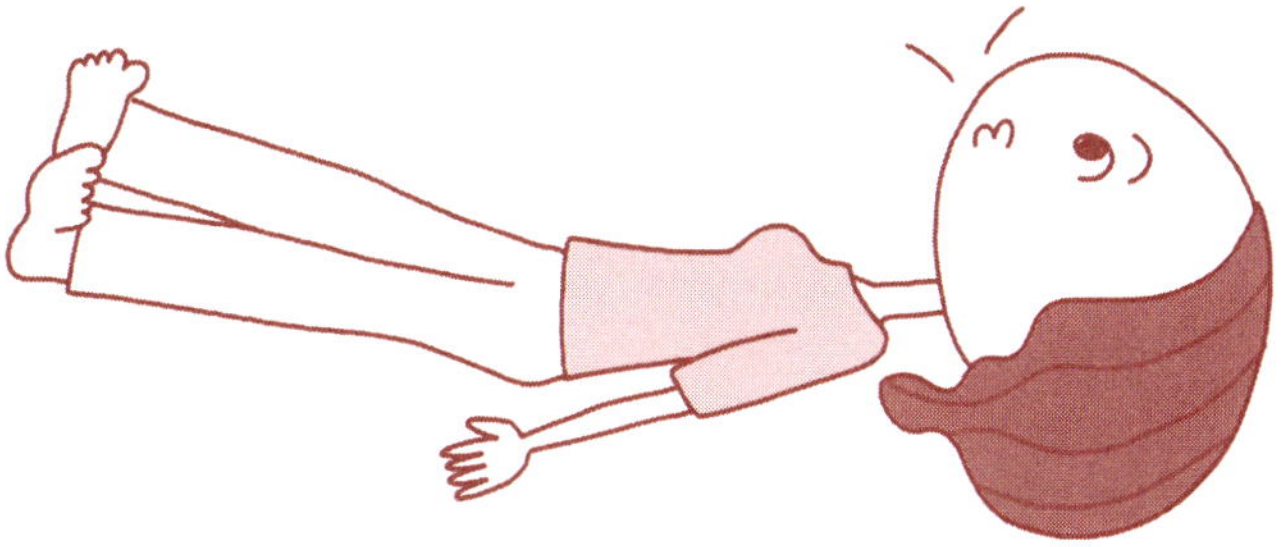

③**息を吐いて吐いて**、苦しくなったら一度止め、一気に脱力。寝る前に１回だけ行うこと。

後ろ重心を治す体操

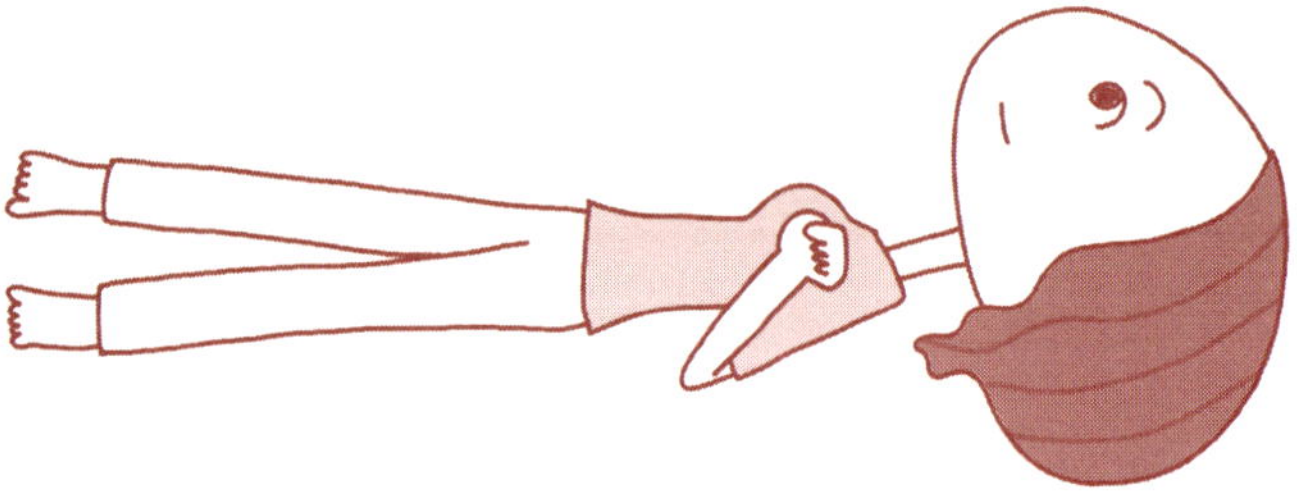

①あおむけに寝て、足を腰幅に開く。
ひじを床に立てる。

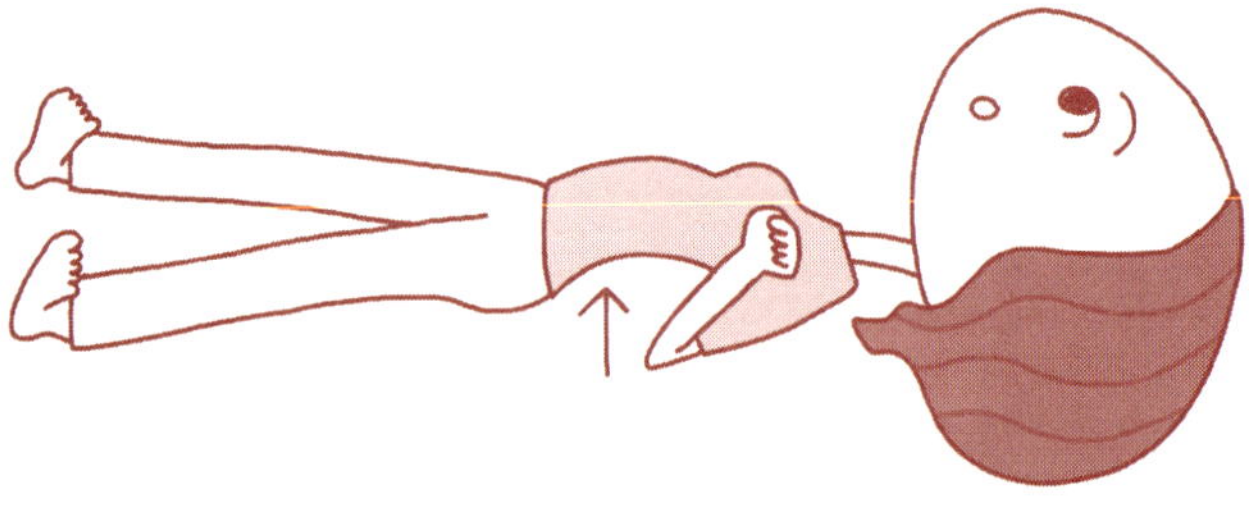

②**息を吸いながら**、かかとを突き出す。同時に肩甲骨を寄せて胸を開く。**息を吸って吸って**、苦しくなったら、一度止め、一気に脱力。寝る前に１回だけ行うこと。

やる気が出る体操

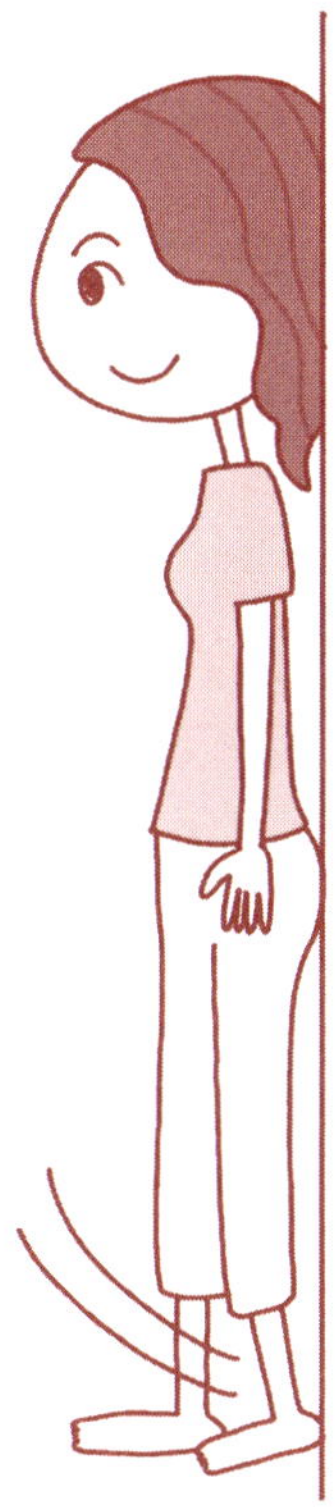

①壁に背を向けて立つ。
②かかとで壁をとんとんと
打つ。いつどこで、何回
やってもOK。

夏

骨盤が左右にずれやすく、食欲が不安定になりがち。横腹を伸ばす体操と、食欲を整える体操を行いましょう。

横腹を伸ばすC体操

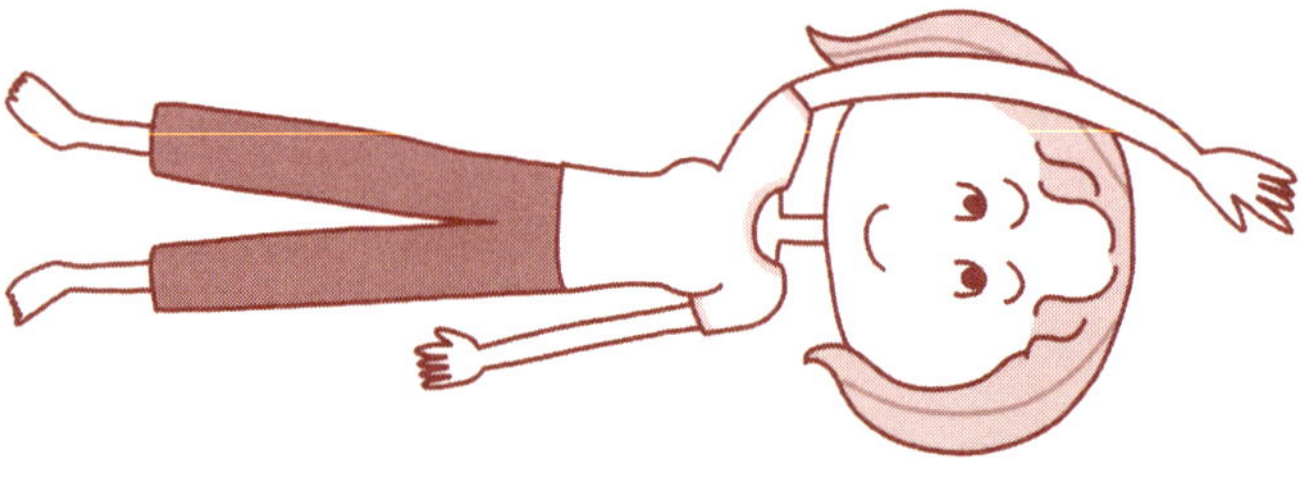

①あおむけに寝る。手を伸ばしたときに、わき腹に痛みや、つれる感じが強いほうの手を真上に伸ばす。

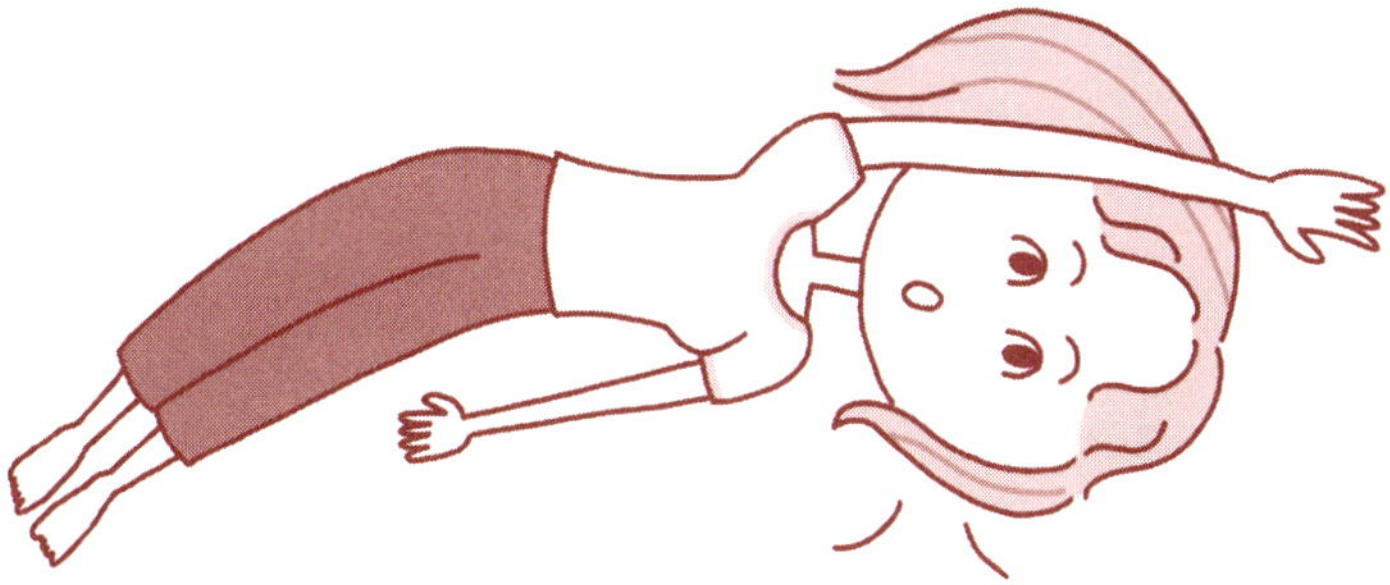

②息を思い切り吸いながら、上げた手と逆側に両足を伸ばす。右手を上げたら両足は左側へ、左手を上げたら両足は右側へ伸ばす。体でCの字を作る感じ。

③息を吸いきれなくなったらいったん止め、口からハッと強く一気に吐いて脱力。１セット終わったら、３回呼吸して休憩。これを３セット行う。

食欲を整える第２腰椎体操

①あおむけに寝る。床に手をつかず、勢いよく上体を起こし、両腕を前に伸ばす（やりづらい人は、座った状態から行ってください）。

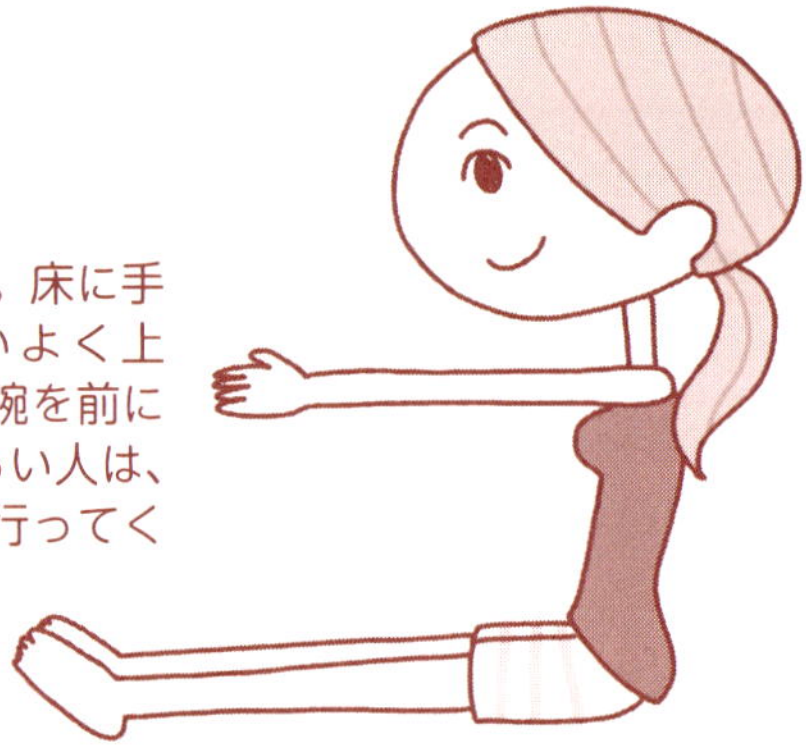

②両腕をまっすぐ伸ばしたまま、上体を前に倒しながら右にねじる。同様に左もねじる。

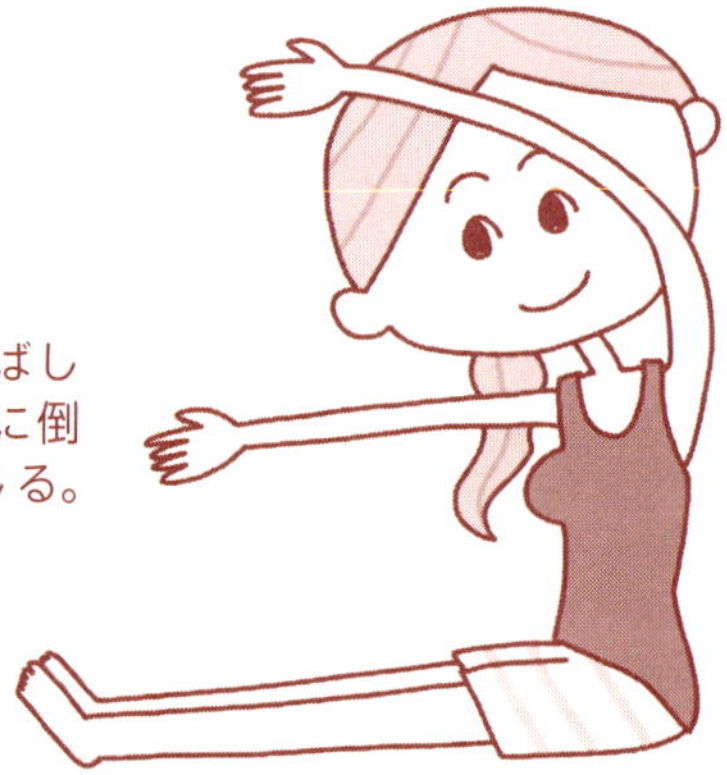

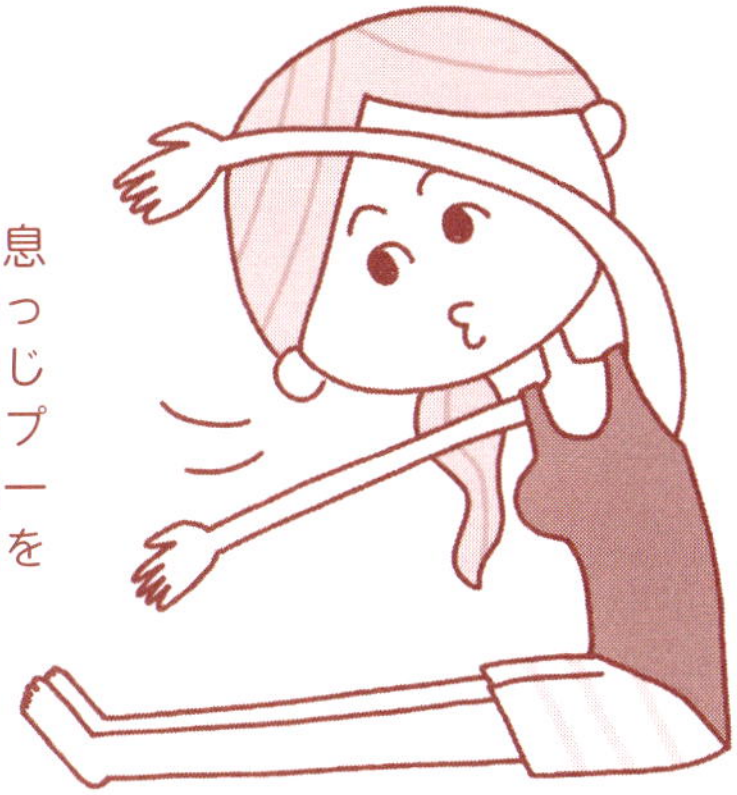

③ねじりにくいほうに、息を吸いながら上体をゆっくり倒し、ねじる。ねじりきったところでキープして、苦しくなったら一気に息を吐き、上半身をだらっと脱力。

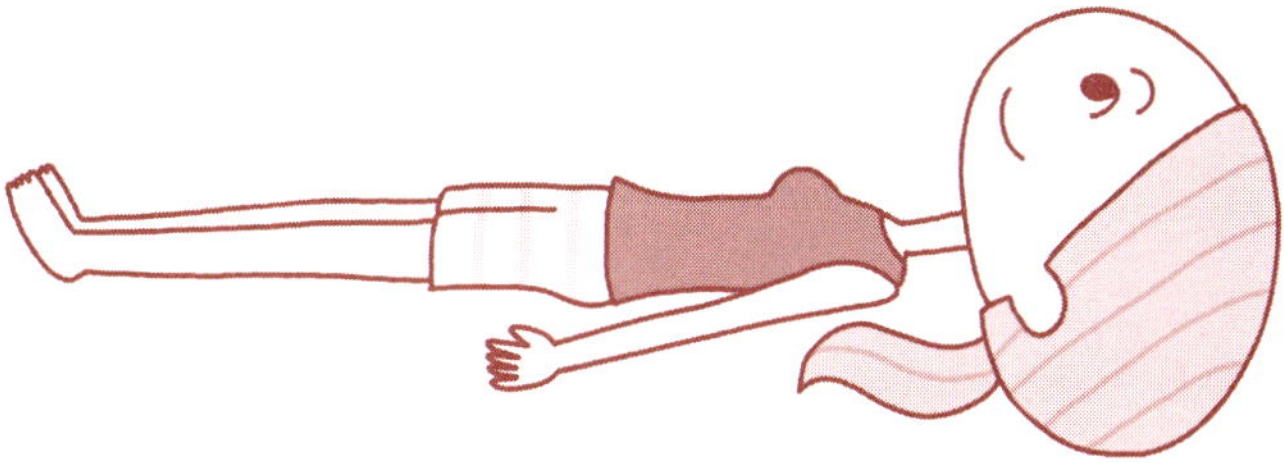

④そのまま２～３呼吸してから上体を後ろに倒し、ゆがみがとれた状態を定着させ、そのまま眠る。

※寝る前に１回だけ行います。間違ったら、一度立ち上がって修正してください。

秋

肩が縮こまったうつむき姿勢の人が増える時期です。胸をはった、ハッピー姿勢を取り戻しましょう。

ハッピー姿勢体操

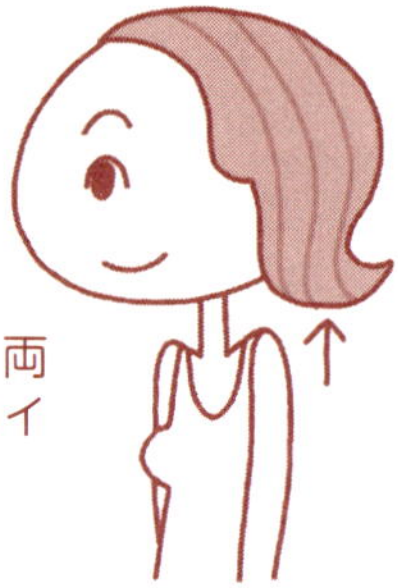

①まっすぐ立ち、両肩を耳につけるイメージで上げる。

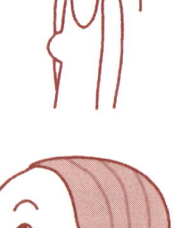

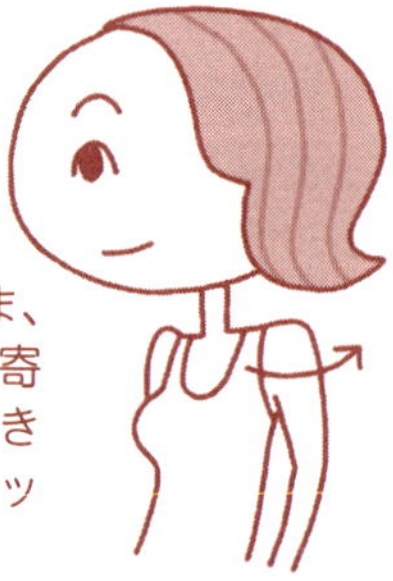

②両肩を上げたまま、左右の肩甲骨を寄せるように、できるだけ後ろにグッと引く。

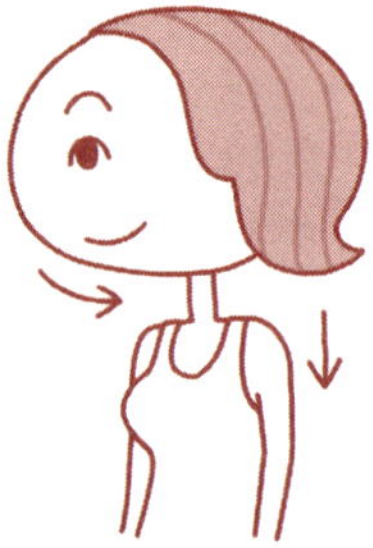

③胸をはって背筋を伸ばし、両肩を後ろに引いた位置でストンと下ろす。最後にグッとあごを引く。目線はまっすぐ前へ。

冬

むくみとりのススメ

冬はむくみがおこりやすい季節。「むくみ解消エクササイズ」でねじる動きをたくさん行うようにしましょう。また、40ページの足湯や、112ページのツボ押しも効果的です。

頭のはたらきをよくする体操

頭皮をぐっと下げてから上げると、ゆるんでいた頭がしまり、頭のはたらきがよくなります。

頭皮のマッサージ

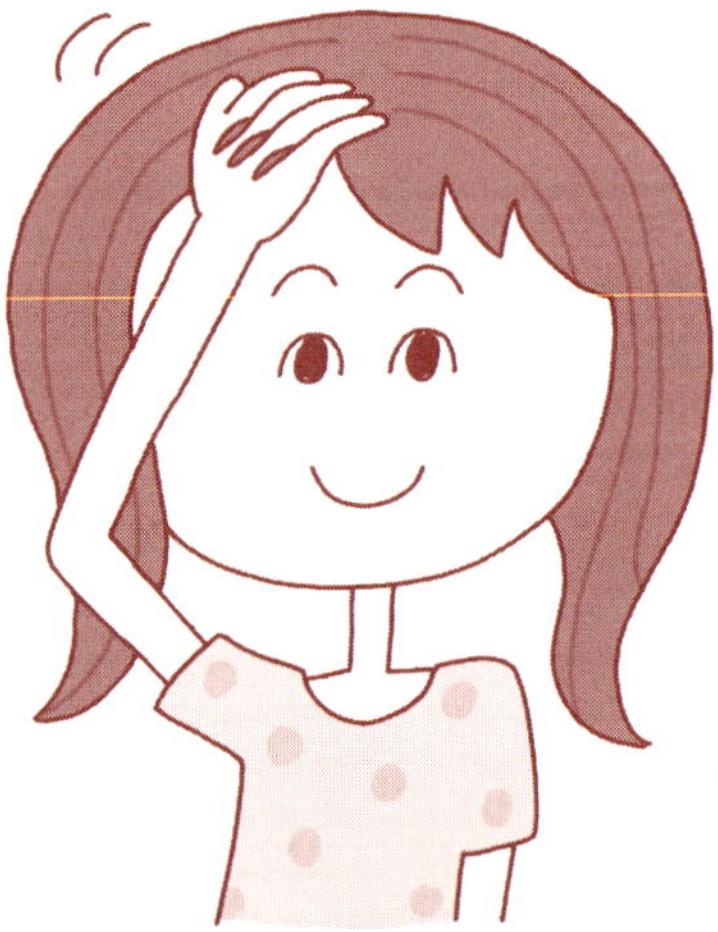

額の上ぐらいの頭皮を片手で下げてから上げてマッサージ。

コラム4 確実にやせる方法とは？

おいしくなくなったら、食べるのをやめる

確実にやせるには、食べ方がポイントです。食事の際、よく噛んでゆっくり食べ、味が変わったところで、もったいなくても食べるのをやめるのです。この食事法を続ければ、必ずやせることができます。

味が変わるのは、「それ以上、食べ物は必要ない」と体が教えてくれているからです。体の要求に従えば、太ることはありません。食事量は人それぞれ違うので、みんなと同じように食べる必要はありません。

自分の感覚を鋭敏にしておき、味が変わるところを見極められれば、やせられるのです。

「おいしくなくなった」「素材の味がしなくなった」と感じたときが、「これ以上は食べ過ぎ」というサインです。この正しい感覚を呼び戻す

ためにも、骨盤をしめて、頭骨をしめ、脳をスッキリ働かせることが大事なのです。

おいしいものは先に食べる

あなたはおいしいものを先に食べますか、あとで食べますか?

じつは、やせている人は、おいしいものから先に食べる人が多いのです。

おいしいものをあとに残しておくと、そのほかのものを食べ終わってから、おなかいっぱいの状態でいただくことになります。けれど、先においしいものを食べていれば、あとで味が変わったときに、食事をやめやすくなります。

朝昼晩、3食食べるという思い込みも捨てて構いません。今の時代は、食べ過ぎの人が多く、一食抜いたくらいで栄養失調になるということはほとんどありません。あまりお腹が空いていないときや、前日に食べ過ぎたときなどは、無理して食べず一食抜けばいいのです。それでも栄養が気になる人は、サプリメントで補えばいいのです。

肩こりは食べ過ぎが原因のことも

肩こりの原因は目の疲れや、姿勢の悪さ、腕や手の疲れと思っている人も多いと思います。けれど、肩こりの原因のひとつに、「食べ過ぎ」ということもあるのです。

食事を摂り過ぎることで肝臓が肥大し、機能が低下すると、肩の痛みとなって現れることがあります。

食べ過ぎが原因の肩こりを解消するには、食事量を減らすしかありません。肝臓が本来の機能を取り戻せば、肩こりがなくなり、体調もよくなるでしょう。

甘いもので満足感をアップさせる

ダイエット中だからといって、甘いものを我慢していませんか？　じつは甘いものも上手に摂れば、ダイエット効果をアップしてくれます。

食事の前に甘いものを摂ると、血糖値がアップして、胃の動きが止まるため、食欲を抑えられます。

高カロリーなものはNGですが、砂糖入りのコーヒーなどを食事前に飲むのは、おすすめなのです。

また、食事の量を減らして、食事の最後に甘いものとコーヒーを飲むのもOKです。とくに女性は甘いものが好きなので、食事の最後に満足感を得られると、それ以上食べたいという気持ちが抑えられます。

甘いものを我慢したり、空腹によってストレスをためるくらいなら、甘いもので食事の満足感をアップさせて、ダイエットを成功させましょう。

装幀……石間淳
カバー＋本文イラスト……ゼリービーンズ
本文デザイン＋DTP……美創
構成……垣内栄

〈著者紹介〉
大庭史榔(おおば・しろう)　1960年、東京都生まれ。姿勢保健均整師。学校法人姿勢保健均整専門学校(現・専門学校東都リハビリテーション学院)助教授を経て、現在、赤坂整体院院長。27年にわたる臨床経験で約5万人の患者に施術。圧倒的な信頼、支持を得ている。シリーズ累計140万部を超えるベストセラー『「朝2分」ダイエット』『1分骨盤ダイエット』など著書多数。
赤坂整体院ホームページ
http://akasakaseitaiin.com/

1分！　背骨ねじりダイエット
2013年4月25日　第1刷発行

GENTOSHA

著　者　大庭史榔
発行者　見城 徹

発行所　株式会社 幻冬舎
〒151-0051 東京都渋谷区千駄ヶ谷4-9-7

電話：03(5411)6211(編集)
03(5411)6222(営業)
振替：00120-8-767643
印刷・製本所：株式会社 光邦

検印廃止

ISBN978-4-344-02380-2 C0095
幻冬舎ホームページアドレス　http://www.gentosha.co.jp/

この本に関するご意見・ご感想をメールでお寄せいただく場合は、
comment@gentosha.co.jpまで。